日常診療に潜む法的リスク

適用シーン から 学ぶ
医療関連法

著 越後純子 弁護士・医師

推薦のことば

　約35億年前の生物誕生から数多の偶然と進化を経て人体はつくられた。いわば，神がつくったものと言えよう。人体における肉体も精神も，そして病といわれる不都合な変化も，予想が難しい不確実性の下で動態している。その中でも，古代から医師たちは，より普遍性を求めて医療を行い，より精度の高い治療法を確立して今日に至っている。

　一方，法は，人間界の約束事であり，時に神の啓示と名を借りたとしても人間がつくってきたものだろう。特に，近世の法は，その体系は理論的であり，いかに不確実性を排除するかを図ってきたものではないだろうか。

　その不確実性の高い人体を扱う医療の現場では，最善を尽くしても患者や家族との間で紛争が生じることがある。医療行為には予期せぬ事態が発生することも少なくない。そのような場面で，理論的に構築されている医療関連法の理解は，医療者にとって重要な支えとなるに違いない。

　本書は，医療現場で直面しうる具体的なケースをもとに，法律の適用を学ぶことを目的としている。医療記録の記載義務，インフォームド・コンセント，応招義務，医療安全，個人情報など日々の診療に関わる法律や，近年問題視される虐待やハラスメントについて，実例を交えて解説している。特に，本書の著者・越後純子氏は，医師と法律家のダブルライセンスを持ち，病院に常勤する法律家の草分けであった。本書は，医療者と法律家の認識のギャップに焦点を当て，現場での実践的な対応力を養う構成となっている。

また，「適用シーン」を通じて，読者が実際の状況をイメージしながら学べるよう工夫している。医療記録の不足が紛争を招いた事例や，クレーム対応の適切な記録，外国人患者の診療対応など，現実に即した課題を取り上げている。単なる法律の解説にとどまらず，現場で役立つ知識を提供することを重視しているのだ。

　医療者が法律を学ぶことは，防御のためだけではなく，より良い医療を提供し，患者との信頼関係を築くためにも重要だ。本書が，医療者と医療を受ける患者にとって安全性向上に貢献する一助となることを願ってやまない。

社会医療法人財団董仙会恵寿総合病院理事長／
公益社団法人全日本病院協会副会長

神野正博

はじめに

　本書を手に取って下さった方の中には，かつて筆者がそうであったように日常診療に関連する法的リスクに漠然と不安を持っている方が少なからずいらっしゃると思います。日本の医学教育を顧みれば，医療関連法について実践的な知識やノウハウを学ぶ機会がないのですから，当然のことです。

　筆者は放射線科の医師として臨床を経験した後，法律家を志しました。10年以上院内弁護士として勤務し，医療現場の中で様々な事例や相談に遭遇しました。そのなかで，「知ってさえいればより安心して日常診療に専念できるのに」と感じることが多々ありました。ただ，法律は学習対象として無味乾燥なものであることもよく理解できます。そこで本書では，日常診療にお忙しい方々に直感的に習得して頂きやすいように，適用シーン毎に想定されるトピックについてCaseアプローチで解説しました。似たようなトピックがあったときに辞書的に拾い読みすることができるようにしてあります。

　コンテンツ構成は，ざっくりと医療特有の法律とその他の法律の2部構成になっています。前半は，医療に関連する法律の規定について扱っています。1〜5章では法律で裏打ちのある，日々の診療録の記載（1章），診断書の交付（2章）という身近なトピックに始まり，トラブルの要素が入った診療拒否（3章），非日常的な医療事故の場面に関連した，異状死届出義務，医療法の医療事故調査制度（4章），医療訴訟の判断枠組みについて（5章）実際の裁判例を素材に，それぞれ解説しています。6章は法律の裏打ちがないガイドラインや倫理に関するトピックを扱っています。日常場面から非日常の医療事故の場面まで，遭遇頻度が高い順に並べていますので，ご自身が必要なところまで読み進んで頂くのも良いかもしれません。

後半は，社会全体に適用される法律であって，医療現場特有の対応を求められる個人情報・プライバシー保護（7章），虐待防止（8章），ハラスメント（9章）といったトピックを扱っています。こちらは，章相互の関連性はなく独立していますから，ご興味や必要性に応じて拾い読みして頂けるようになっています。

　それぞれの項目ではまず，「なぜ，知らなきゃマズイ」のかを適用場面や背景事情に沿って解説しています。Caseでは単に知識を得るのではなく，類似の問題への応用が利く思考法が知らず知らずのうちに身につけられるように構成してあります。最後にtake home messageとして「まとめ」ました。医学も法律も同じケーススタディであって，思考パターンは似ていますので，原則さえ理解できていれば，何かのときに応用が利くものです。

　本書が少しでも皆様の日常診療のお役に立てば幸いです。

2025年2月

越後純子

目次

1章 法律的視点からみた医療記録のありかた

1 医療紛争とその防波堤としての医療記録 2

Case 1 突然死に納得できない患者家族 4

Case 2 Case 1，病院側の視点 10

Case 3 いわゆる「クレーマー患者」への対応 15

2 その説明で大丈夫？ インフォームドコンセント（IC）と説明義務 18

Case 4 ハイリスク患者の術前説明 20

2章 診断書作成にまつわる危険

1 患者の希望どおりの診断書を作成してよいのでしょうか？
診断書交付義務 26

Case 5 自ら診断していない過去の交通事故の診断書 28

Case 6 気を付けよう，保険金詐欺の片棒担ぎになりかねない 31

2 公的機関へ提出する診断書に関する留意点 32

Case 7 故意に医学的所見と異なる記載をすること 33

Case 8 求められたら直ちに診断書を出さなければならないのか 35

Case 9 死亡診断のタイミングは家族の到着に影響されない 38

Case 10 遺言書の効力を左右する診断書 40

3章 診療拒否，応招義務を再確認

この患者，本当に断って大丈夫？ —— 応招義務と正当事由 44

Case 11 患者都合の時間外診療 48

Case 12	時間外の急患	49
Case 13	過去の診療費未払い	51
Case 14	無保険の外国人観光客	53
Case 15	クレーマー患者	55

4章 非日常シーン―医療事故発生時の注意点

1 院内発生の医療事故死も警察に通報すべき？
医師法第21条「異状」の解釈とは ... 60

Case 15	外表の異状は24時間以内の警察通報対象	62
Case 17	診療関連死と異状死の関係性	64

2 これって，事故調に報告が必要？
医療法の医療事故調査制度の届出基準 ... 69

Case 18	死亡を予期できていたか	71

5章 裁判事例などからみた紛争の考え方

1 患者から金銭要求されたらどうする？ ――治療行為に伴って，
金銭など，医療提供以外の要求を受けた場合の考え方 ... 78

Case 19	採血時のしびれにはその場の丁寧な記録が重要	79
Case 20	患者がしびれを訴えているのに採血続行すると…	83
Case 21	医学的根拠に乏しいクレーム	85

2 裁判で求められる医療水準 ... 91

Case 22	ガイドラインから外れた治療下での合併症	93

3 ほかの医療者のミスの影響は？ ――医師間（研修医・指導医間，
同一診療科内，他診療科），他職種の場合 ... 96

Case 23	診療科内カンファでの治療方針決定とその後	97
Case 24	指導医の指導とその責任範囲	100
Case 25	診療科間，医師と看護師での役割と責任の分担	102

4 なぜ，病院で起きる転倒・転落，誤嚥による窒息は医療事故なのか　109

Case 26　ミトンによる拘束に違法性はないと判断　112

Case 27　居室で倒れた状態で発見。転落防止義務違反はないと判断　113

Case 28　ICUでベッドから転落し，転落防止義務違反が認定　116

Case 29　術後のレベル低下時の誤嚥・窒息の事案　118

6章　悩ましいシーン：ガイドライン，医療倫理などの適用場面

1 場面別，人生最終段階の治療方針の決め方について　122

Case 30　死期は迫っているが，意思表示ができる患者の場合　125

Case 31　死期が迫って意思表示ができない患者の場合　129

Case 32　突発事故による意識不明の場合　134

2 このような手術は続けてよいのでしょうか？　137
── クリニカルガバナンスとプロフェッショナリズム

Case 33　不審死が続く手術の告発　139

7章　個人情報，プライバシー保護

1 これって守秘義務違反？ ──知っておくべき，個人情報の扱い　148

Case 34　患者データの紛失　150

Case 35　個人情報の第三者提供　153

Case 36　ほかの患者がいるところでの会話とプライバシー　160

Case 37　インターネットの書き込み　163

2 院内での録音は禁止できる？ ──録音，写真・動画撮影等　166

Case 38　無断録音と裁判　167

Case 39　相手の意思に反した盗撮の場合　171

Case 40　患者本人の意思ではないカメラの設置　174

8章 虐待関連法

虐待かも。そのとき，どうしますか?　　178

Case 41　児童への身体的虐待が疑われる場合　　180

Case 42　医療ネグレクトの場合　　184

Case 43　高齢者虐待　　186

Case 44　生活を共にするパートナーからの暴力　　190

9章 ハラスメント関連法

1　これってパワハラですか?──指導とパワハラの境界は　　194

Case 45　暴力や，業務と関係ない内容の叱責の事例　　196

2　患者の性的な言動って，我慢しなければならないのでしょうか?
──医療機関で求められるセクハラへの対応　　204

Case 45　管理者が患者からのセクハラを放置する　　206

3　これって，マタハラですか?
──妊娠・出産に関する言動により，職場環境が害される　　216

Case 47　妊娠を報告しにくい環境を作り出している上司　　218

10章 体系的理解のために

フローチャートによるまとめ
──法律，ガイドラインの有無によるパターン別対応　　226

KEY WORD集　　236

1章

法律的視点からみた
医療記録のありかた

1章 法律的視点からみた医療記録のありかた

1 医療紛争とその防波堤としての医療記録

KEY WORD
- 診療録記載義務
- （カルテ）開示請求
- 裁判

なぜ，知らなきゃマズイ

　医療の提供は相手あってのことなので，いかに正しい医療を提供していたとしても，紛争に巻き込まれてしまうことが残念ながらあります。その紛争が裁判に発展する場合もあります。医療訴訟の場合，和解の割合が半数以上と高く，判決は3分の1以下と少数派ですが，そこに至る係争過程も含めて，法律という他人の土俵で勝負することになります。

　そのような過程で最も強力な味方になるものは，医療記録と言っても過言ではありません。しかし，筆者が関わってきた医療訴訟の重要な場面で，むしろ足を引っ張り，それを補うための立証に苦労することが少なくありませんでした。それは，医療者とそれ以外（特に裁判所）の医療記録に対する認識のギャップが非常に大きいことが原因です。

　医療者の認識では，単なる日々の業務の記録です。しかも，業務のメインは医療を提供する諸々の行為であり，最終成果は患者の転機そのものです。そのため，「記録は付随的成果物にすぎない」という認識の医療者が多数派ではないでしょうか。診療が主たる義務であるという気持ちはとてもよくわかります。ひどい場合は，医師個人の備忘録的な記載しかない場合もあります。

しかし，医療記録はひとたび病院の外に出れば，医療行為の語り部として医療者以外の人々へ医療の過程を伝えます。さらに悪いことに，医療記録が法律家の目に触れるときは，想定外の悪い結果が発生した患者の存在が出発点になっていることが通常です。そうすると，必然的に「何か問題があったのではないか」という懐疑的な視点で記録を読んでいくことになります。特に裁判官は，診療録の記載および保存は法律に定められた義務[1]であることを文字通りに理解していますから，それをやっていなければ，医師としての資質を疑うのが法律家として当然です。

　筆者は，過去に担当した事件について，裁判官から「あって当然のものが提出されていない」というニュアンスで，追加の記録提出を求められたことが少なからずあります。しかし，通常，出せる記録はあらかじめ出しているので，結局記録が残っていなかったり，不完全である場合がほとんどです。そのため，何かしら提出できたとしても，「これしかないのですか」と裁判官から言われます。また，提出できるものがなかったときは，合理的な理由が説明できないため不利な心証を抱かれてしまいます。

　医療者が考えている以上に，裁判では記録が重要な役割を果たすのです。

---

[1]　医師法24条

Case 1　突然死に納得できない患者家族

患者Aの息子（遺族B）が弁護士に相談している ─────────

遺族B：先生，父が整形外科に手術のため入院してたんですけど，突然死んでしまったんです。他の病気で突然死ぬなんておかしいですよね。

弁護士C：突然お父様を亡くされて，さぞかしお心を痛めていらっしゃるとお察しいたします。

遺族B：悲しいなんてもんじゃないですよ！　週末に亡くなって，しばらく誰も気づかなかったらしいんです。だから，死に目にも会えなくて。絶対医療ミスに決まってます！　担当の先生に聞いても，「突然のことで手の施しようがなかった」の一点張りなんです。絶対に何か隠してますよ。

弁護士C：それは，聞き捨てなりませんね。しかし，お話をお聞きしただけではよくわからないので，カルテを持ってきていただけますか？

遺族B：どうやったら，カルテが手に入るんでしょうか。

弁護士C：開示請求という制度があるので，病院に確認してみて下さい。

遺族B：わかりました。手に入れたらご連絡いたします。

後日，弁護士事務所にて ─────────

弁護士C：お送りいただいたカルテ拝見いたしました。死因は，心不全になっていましたが，以前から心臓を患っていらしたんですか？

遺族B：たまに胸を痛がることがあって，同じ病院の内科でみてもらって胸にシールを貼るようになってからは全然痛くないって言ってました。でも，入院した日は胸が痛いって言ってました。だから金曜日に早めに入院したんですよ。本当は，月曜日入院のはずだったんですけど。誰にも看取られずに逝ってしまうなんて，悔やんでも悔やみきれません。

4　1章　法律的視点からみた医療記録のありかた

▶ Focus Point

日ごろからカルテの記載をしっかりしているか

● 医療訴訟のきっかけ

　医療事故が重大でもそのすべてが紛争化するわけではありません。しかし，医療事故が紛争化して記録を振り返ったときに，記録が申し分ないと思うことはほとんどありません。あくまでも個人的な見解ですが，特に行うべきことを適時に行わなかった（不作為型）類型の医療事故において，紛争化のわかれ目となる要素として「カルテがきちんと書かれているか」があります。

　患者やその家族（以下，患者等）が不審を感じたときに，カルテの開示請求が行われることは少なくありません。また，医療事故が発生して訴訟に発展するまでに，弁護士に相談に行くプロセスがあります。当然ですが，弁護士は事件を受任するにあたって，勝てる見込みがあるのかを考慮します。すなわち，相談者の言っている内容が裁判で証明できそうか，ということを検討します。

　医療訴訟は専門性が高いため，患者側の医療訴訟を専門にしている弁護士が一定数います。患者等の一方的な話を聞くだけでは訴訟を提起すべき案件であるのかの判断が必ずしも容易ではないため，必ずカルテを入手し，必要に応じて専門家の意見を求めるなど，時間をかけ，十分に検討するそうです。医療ミスを疑われるのか，不運にも発生した結果なのかを判断する重要な材料のひとつになっていることは間違いありません。

● カルテ開示請求

　医療機関では，厚生労働省の診療情報提供指針[*2]にしたがって，開示請

---

*2　診療情報の提供等に関する指針 (https://www.mhlw.go.jp/shingi/2004/06/s0623-15m.html)

求を受け付けるのが通常です。

　たとえば，患者等が弁護士に「悪い結果が発生する可能性について，事前にまったく説明を受けていない」と言って医療事故の相談をした場合について考えてみましょう。

　弁護士はほとんどの場合カルテを確認します。そこで，患者等の言い分とは異なり，説明内容が適時・適切に記録されていれば，弁護士としては「訴訟を行ったとしても，事前の説明を受けていないことを証明することは難しい」と伝えざるをえません。つまり，記録がきちんと行われていることで，無用な紛争を防止することができるのです。

● 記録から診療態度が推測される

　日々のカルテを誠実に記載しておくことで，最終的な結果が好ましいものではなかったとしても，「丁寧に診療していた」という心証を得られる可能性が上がります。ほとんどカルテを書いていないような状況下で医療事故が発生すれば，「日頃の診療態度が不誠実であったため，悪い結果が発生した」という心証をもたれかねません。

　患者が亡くなってしまうような医療事故に遭遇した時に，いかに誠実な診療を行い，良好な信頼関係が構築できていたとしても，患者本人に証言してもらうことはできません。裁判官から記録を求められたにもかかわらず提出することができないときは，それが医療機関に有利に働くことはないので，代理人を務める弁護士として残念に感じますし，その後の立証で苦労することが少なくありません。

● 医療記録の法的位置づけ

　医療における記録は，医師法その他関連法規により，医療者に記載が義務づけられているものです。あくまで記録に過ぎませんが，その記録を誠実に行っていることで，予期せぬ医療事故に巻き込まれ，訴訟に発展した際に，価値の高い特別な証拠になりえます。

　逆に，記録がなければ，自ら行った正当な行為でさえ立証が困難になり

ます。災害対策と同じで，備えが十分でなければ自らを危険に晒しますし，十分に備えれば強力な味方になります。訴訟に発展していく過程においても，カルテは患者や弁護士の目に触れ，訴訟へ進むかの判断材料として吟味されるので，災難をせき止める防波堤として機能しえます。

　特に電子カルテは，記載者，記録時間も記録されるので，客観性が高まり，より証拠としての価値が高くなります。もちろん，記録の目的は紛争の防止ではありませんが，誠実な記録は副次的に紛争を予防しうる場合もあるので，適切な記録のインセンティブとして，頭の片隅に入れておいて下さい。

● カルテに記載すべき内容

① どのような場合にカルテ記載の問題になるのか

　「異常がなかった場合に記録を残さない」というのが医療者の習慣です。ところが，裁判官の考え方は違います。異常がなかったと判断するには，観察を行っているはずなので，たとえ異常がなかったとしても「観察した記録」が残っていて当然と考えるのです。

　裁判官の職務の最終成果物は判決書ですから，書面をとても重視しています。裁判所では，書記官という専門職が記録の作成から管理まで行っています。行ったことは記載されていて当然という大前提があり，裁判上のやり取りのうち記録を残すべき内容も法律上で定められていて，むしろ適正な記録がなければ，それ自体が違法なので大問題になります。そのため，法律上定められている診療録についても，同じように「行われた医療行為について記録すべきである」と無意識にとらえてしまうのです。

　訴訟において立証すべき事象について，証拠として提出できる医療記録がない場合，法廷での証言やカルテ以外の方法で証明を試みます。認めてもらえるか否かは，他の状況証拠と併せた総合的判断となってしまうので，非常に不確かな状況に陥ります。

　しかし，電子カルテに「np」とたった一語でも記載されていれば，カルテに記載された時間に観察したこと，その時点では異常がないと判断した

1　医療紛争とその防波堤としての医療記録　　7

ことの2つの証拠になりえます。定時観察以外の時間の記録であれば，患者の状況を気にしていたということの証左にもなります。もちろん，それで十分とは言えませんが，特に，「やるべきことを適時にやらなかった」という主張をされるような（不作為型）類型の場合，決定的な証拠にもなりえます。

観察に関する不作為型注意義務違反には以下の2つの場合があります。

A：観察さえしていなかった場合
B：観察したけれどもその判断が不適切であったために有効な治療に
　結びつかなかった場合

Bの判断が適切であったか否かは医学的見解に踏み込むことになるので，その是非は見解がわかれる場合があります。

Aについては悪い結果が発生したところから遡ると，適切ではなかったという法的判定に傾きがちなので，より記録の重要性が高いといえます。

「観察の有無＝観察を行ったという記録自体」，「内容の是非＝記録の記載内容」によって判断されます。最低でも，観察を行った記録が適時に残るようにしておくことは，記録の適正化という視点からきわめて重要です。

② 説明に関する記録

医師は説明したと言っているのに，患者等は聞いていない，という食い違いも訴訟においてしばしば発生します。このような場合も，カルテの記載がきわめて重要です。

一般に，自分に耳ざわりのよい内容が記憶に残りやすく，理解できなかったり，受け入れ難い内容は記憶に残りづらい傾向があります。また，記憶は時間の経過とともに自身の中で合理化され，変容していくことが科学的にも証明されています。特に，医療の説明についての記憶は，聞き手の理解力に大きく影響されますし，その理解力もそのときの気持ちや境遇によって変動します。

裁判所はその点をよく理解していますので，記憶に相違がみられる場合，特別の理由がなければ発生時間に近接した記憶をより重視します。そ

のため，説明時の正確な記録はより重要となってきます。共通の説明内容を記載した文書に，患者特有のリスク，患者の質問やその回答欄を設けて作成しておき，説明当日に補充すべき内容をもれなく記録を残せるよう工夫し，日頃から準備しておくことが理想的です。

Case 1 まとめ

- 日常のカルテ記載がいざというときに自分を助ける
- 「異常がない」こともカルテに記載する
- いつもと違うこと，予定と違うことは意識的に理由とともに記録する

Case 2　Case 1，病院側の視点

症状が安定している狭心症患者Aは，月曜日に整形外科に人工関節置換手術のため入院予定。病院から遠方に息子B家族とともに居住しており，通院には家族による送迎が必要な状況。

息子B：○○病院ですか？　来週入院予定の患者Aの家族のBです。D先生とお話したいのですが……。

交換手：少々お待ち下さい。

医師D：お電話代わりました。お父様に何かお変わりがありましたか？

息子B：先生，お久しぶりです。父の入院の件ですが，来週月曜日にどうしても外せない仕事が入ってしまって……今週中の入院は可能でしょうか。

医師D：予定を確認してみますね。ちょうど，お部屋にキャンセルが出たので，土曜日の午後であれば大丈夫です。

息子B：ありがとうございます。助かります。

土曜日，予定通り息子Bの付き添いで患者Aが入院。しかし，その翌日の未明に，患者Aが心肺停止状態で発見。最後の見回りは3時間前で，就寝中だったため，目視下に呼吸していることは確認したが，モニター等はつけておらず，いつ心停止したのかは不明。蘇生措置が施されたが，心拍は再開せず。カルテには入院予定変更の経緯は記載されておらず，入院時の診察記録もなかった。

▶Focus Point

いつもとの違いをカルテに記録しているか

● 患者家族の話と病院側の説明が食い違うときはどうする？

　本Caseは似たような入院日変更の事情をもとにしています。患者遺族は，入院中に父親が死亡したことに不審感を抱き，訴訟に発展しました。「死亡について予見可能性があったのか」ということが，訴訟での争点になりました。

　患者遺族は，訴訟において，「患者の病状が悪化したため，早く入院することになった」と主張しました。医療機関は，患者家族の社会的事情に配慮して，好意で患者を早く入院させたのですが，入院に至った経過，入院時の診察所見，発作前の患者の観察結果などは週末と重なったこともあってか，カルテに記載されていませんでした。

　本Caseでは，以下の4点が記録からの客観的事実として確認できます。

---

①家族の病状認識はともかく，患者は狭心症であった

②入院予定日が月曜日であった

③患者は直前にその前週の土曜日の午後に入院日を変更し入院した

④入院翌日に心停止の状態で発見され死亡した

　さて，この事例ではどういう印象をもたれるか整理しましょう。「入院を早めるということは，相応の理由があるに違いない」という社会常識があるため，裁判においてどんな理由があったのか疑問に思われても不思議ではありません。

　入院加療が必要な状況にあった狭心症患者に④の事実が加わった場合，患者遺族の供述と，医療機関の供述とどちらがもっともらしいか，ということが争点になります。患者遺族の供述も嘘ではないかもしれませんが，週末にかかっていたこともあり，医師の問診などの十分な記録はありませんでした。

　非医療者は，入院していれば何でも診てもらえると思っており，治療対象の疾患以外で健康状態が大幅に悪化することは想定していません。医療者であれば，「定時の入院であれば家で心停止から死亡」という同じ結果になったと考えますが，一般人は，なぜ入院していたのに適切に防止できな

かったのかと不審感をもちますし，それは裁判所も同様です。これは，医療機関が，患者や裁判所にいかに説明しようと，理解を得ることが非常に困難な事柄です。

　今回のケースでいえば，カルテに入院に至る経緯・入院後の診察結果を書いておけば，入院の経緯のみならず，入院時に異常がなかったことについても医療機関の主張が認められる可能性は高かったと思われます。しかし，入院経緯，その後の診察記載がないことから，「家族の都合という，患者の症状に関係のない事情で入院した」という肝心な事実の立証に決め手を欠くこととなり，入院後の患者の観察が不十分だったのではないか，という疑いが生まれます。結果から遡った場合に，「入院時期を早める」という通常ではない事態が発生していることが，医療機関に不利に働いてしまうのです。

　このように，通常と異なることをした場合には，面倒であっても通常よりも詳しくカルテに記載しておくことを推奨します。SOAP法の*3 (S) の部分に，「月曜日に用事があって患者を送っていけないので，早く入院させたい」と書いておくだけで，裁判官の心証が変わってくる可能性が高いです。後述のように，事故発生後に，これらの事実をカルテに書き加えることは推奨できませんので，あくまで，「日常診療の中で，通常と異なることをした場合」として速やかに記録する習慣をつけておくことが有効です。

● 記録はメリハリが重要

　記録は，詳しいにこしたことはないですが，限りある時間ですべてを記録に残すことは不可能に近いでしょう。そこで，メリハリが必要になりますが，いつ，どのくらい記載しておくべきでしょうか。電子カルテでは，記載時間が残りますから，特に医療事故が発生した場合に，事故発生前の適正な記録の効果は絶大です。事故前の観察記録があれば，気にしていた

---

*3　SOAP法は医療の分野で用いられる記録方法の1つで，患者の問題点を抽出し「Subject（主観的情報）」「Object（客観的情報）」「Assessment（評価）」「Plan（計画）」の4つの項目に沿って記載していく

ということが客観的に表現されるので重要です。

　特に以下の内容は，意識して記載することを推奨します。

①いつもと違うこと，違和感を感じたこと，気になったこと ――――――――

　記録の不足について指摘すると，医師を中心に「忙しいから詳しい記録をしている暇はない」といった反応が返ってくることが少なくありません。習慣の問題もあると思いますが，「記録はあくまでおまけのようなもの」ととらえ，あまり重視していない医師が少なからずいます。しかし，何かトラブルが発生したときは，記録以上に頼りになる援軍はいません。そのために，自分を助けてくれるように，日頃から味方につけておく必要があります。

　「あれっ，いつもと違う」と感じたり，少しでも気になったりしたことは，そのときに異常なしと判断した場合であっても，必ず医療者の評価（A）として，いつもより少し詳しく書くことを習慣づけておくことをお勧めします。何気ない勘は意外と当たるものです。

②患者の強い訴え ――――――――

　「患者が強く訴えていた事柄」についても，医学的知見や診察の結果，取るに足りないと判断したとしても，少なくとも（S）として記載を残し，問題ない と評価した旨を（A）として記載しておきましょう。トラブルが発生した場合に，「何度も言ったのに，まともにとりあってもらえなかった」という主張はしばしば聞かれます。その場合，患者の訴え自体の記載がないと，「真摯に患者の訴えを聞いていなかった」ととらえられがちなので，記録に残すことが重要です。

● 記載すべきではない内容

　患者の言動に関してだけでなく，同一医療機関内，前医を問わず，医療者間で他人の行った行為を非難する内容が書かれていることがあります。また，それに対してSNSの匿名の書き込みのような非難の応酬がみられることもあります。批判された側としては，内容的に捨て置けず一言反論したくなるような内容が書かれていることもありますが，カルテの本来の目的を外れますので，絶対に書くべき内容ではありません。

1　医療紛争とその防波堤としての医療記録

たとえば，医療事故が発生した後に，他科の医師から，自身の医療行為に対して「●×の投与が原因か？」といった批判的記述が自分のカルテに記載されていたらどうでしょうか。決していい気持ちはしないと思います。反論の記載をしたくなる場合もあるでしょう。ほかの医療者からも，「いつ自分がそのような記載のターゲットになってもおかしくない」という気持ちを持たれます。本来，自分の正当性を主張するために記載したはずですが，誰にとっても何らプラスになることはありません。何よりカルテの開示請求をした患者の目に触れたときの反応を想像してみて下さい。自分の行った仕事の内容を伝えるものとして，読み手，特にその患者の存在に少しでも思いを馳せれば，書きぶりも違ってくるのではないでしょうか。

Case 2　まとめ

- 違和感があれば意識的にカルテに記載
- 患者の発言は抽象化せずにそのまま記録
- カルテに他人の医療行為批判は絶対に書かない

Case 3　いわゆる「クレーマー患者」への対応

受付Ａ：保険証を確認させていただきます。

患者Ｂ：毎回毎回保険証を出せなんて失礼だ！　この間出したばかりじゃないか。

受付Ａ：申し訳ありませんが，毎月の保険証の確認は，ルールなのでご協力下さい。保険証をご提示いただけないと，自費診療になってしまいます。

（待合室全体に聞こえる様な大きな声で）

患者Ｂ：自費診療？　何ふざけたこと言ってるんだ。この病院は年寄りからぼったくるのか……。

患者は以前からのかかりつけだが，ここのところ，物忘れがひどく，保険証を忘れることが増えた。そのたびに，このようなやり取りが30分近く続くことが繰り返され，職員は困っている。受付Ａは，他の職員が知らずに対応してしまうといけないと思い，「要注意患者　激昂注意」とカルテに記載した。ある日，患者Ｂのカルテ開示請求があり，開示された。

すごい剣幕で患者Ｂが診察室に入室 ─────────────────

医師Ｃ：どうされました。

（診察室の外にも響くような声で）

患者Ｂ：どうもこうもないですよ。なぜ，私が要注意患者なのですか。激昂注意とは失礼な！

医師Ｃ：事務員が書いたので，私にはよくわかりません。

（急に声を荒げて）

1　医療紛争とその防波堤としての医療記録　**15**

患者B：何でそんなことを書かれなければならないんだ。書いた奴をすぐ
にここに連れてきて，謝らせろ！　すぐに取り消せ！

医師C：これを激昂というのではないですか？！

（さらに大きな声で）

患者B：何だと！　貴様，何が激昂だ！！　お前も同罪だ！！

（医師につかみかかりそうになり，職員が集まってきた。）

▶Focus Point

スタッフ間でクレーマー患者を適切に共有できているか

● 患者の言動に関するカルテ記載のポイントと表現上のコツ

　多くの医療者が扱いに困っており，クレーマーと思っている患者につい
ての記録の残し方について考えてみましょう。「クレーマー」「理不尽な要
求」「要注意患者」などの記載を目にすることがあります。次に対応する人
のために，そのような記録をしたくなる気持ちは理解できます。

　しかし，そのような記録はさらなるトラブルのもとになりかねないので，
避けましょう。「クレーマー」「理不尽な要求」「要注意患者」というのは，
あくまで医療者の立場からの見解・感想にすぎません。カルテは感想文を
書くところではありません。何を理不尽な要求と感じるのかは人によって
異なるので，解釈がわかれてしまう表現は適当とは言えません。実際，当
該患者本人は正当な要求だと思っているので，この記載を見たらどのよう
な反応をするのかは想像に難くありません。医師が電子カルテの入力に必
死になっている傍らで，患者がモニターを食い入るように見つめているこ
とも忘れてはいけません。

　事実関係（Fact）は，SOAP法に従えば，本来患者の言動をそのまま表
現すべきS（主観）にあたる部分の記載に該当しますが，医師のカルテ記載
において，Sについてあまり触れられていない事例が圧倒的に多い印象を

受けます。しかし，事実記載においては，Sが最も重要です。患者の言動を，そのまま記載するようにしましょう。そうすれば，発言内容のみならず，そのような発言があったことの証明にもなりますし，発言者も否定しづらくなります。何より，その記録を見た多くの人は同じような印象を持つでしょう。あくまでも何の解釈も入れず「そのまま書く」ことが重要です。仮に，O（客観）として，「理不尽な発言」という表現に置き換えてしまうと，その瞬間に書き手の価値観や感情が透けて見えるものになってしまう危険性もあります。たとえば，発言がたびたび繰り返されるのであれば，迂遠なようですが，その都度記録し，1回の発言時間が長いと思うのであれば，その所要時間を記載しておけば，「繰り返し」「長々」といった記載者の見解を書かずとも，誰もが客観的に理解できます。

　本Caseの会話の下線を付した部分を残しておけば，ほかの人が見ても具体的に起こった内容が理解できるので，記載法の参考にご利用下さい。

Case **3** まとめ

● カルテには「事実（Fact）」を記載する
● カルテには医療者の個人的な感想を記載しない

1　医療紛争とその防波堤としての医療記録　　17

1章 法律的視点からみた医療記録のありかた

2 その説明で大丈夫？ インフォームドコンセント（IC）と 説明義務

KEY WORD
● 説明義務
● インフォームドコンセント（IC）
● 有害事象
● 合併症

なぜ，知らなきゃマズイ

　想定外に結果が悪かったことに関連して紛争化するとき，患者やその家族などからは「このような悪い結果になる話は聞いていない」，他方，医師からは「説明した」と，発言がかい離している状態が多くのケースで聞かれます。水掛け論になりがちで，その場にいたわけではない第三者にはどちらが正しいのかわかりません。

　裁判になった場合には，基本的には，記録から判断することになります。同意書，説明文書の有無，カルテ記載の有無，録音があれば録音も証拠になります。経験上，裁判になるケースは，発生した有害事象についての具体的な事前説明が記録上確認できるものは，ほとんどありませんでした。裁判官から「これだけしか記録はないのですか」と尋ねられることはあっても，「しっかり記録があるので，説明されていますね」と褒められた経験はありません。

　まったく説明していないということはありえないので，記録に乏しいことが，紛争につながりやすいのではないかと推測しています。記録がない，または少ないことが，説明が不十分と必ずしも同じではないと思いま

すが，記録が充実しているほうが，説明内容も充実していると考えるのは，裁判官を含めた第三者に共通の発想でしょう。裁判において，記録がなければ説明したと絶対に認めてもらえないわけではないのですが，最後は，裁判官の心証次第ということになるので，認めてもらうのに非常に苦労します。

　医療者にとっては，医療の不確実性は避けがたく，治療法によっては不確実性がより高まることは周知の事実です。しかし，そのような知識がない人にとっては，リスクの説明がなければ，結果も含めて保証してくれると考えるのが当たり前の心情です。

　治療の困難性を強調すればするほど，結果的に患者が消極的になり，その治療機会を奪ってしまうと考える医師は多いでしょう。しかし，不可逆で取り返しのつかない事態が待ち受けている可能性があれば，困難であればあるほど事前にリスクを正しく説明することは重要です。確かに，積極的に知りたいと思わない患者もいるでしょう。しかし，結果が悪かった場合，ほとんどのケースで「こんなことになるという話をあらかじめ聞いていたら，同意しなかった」と口をそろえて言います。

　患者の立場になれば，やるかやらないかの判断に十分な情報が含まれていなければ，悪い結果になった場合，説明を受けていないと感じるでしょう。特に，医療訴訟は，悪い結果から過去の医療行為を振り返ることになるので，意思決定に資する十分な説明があったかどうかが争点になりがちです。

2　その説明で大丈夫？　インフォームドコンセント（IC）と説明義務

Case 4　ハイリスク患者の術前説明

患者Aは，糖尿病性腎症が進行し，長年にわたり透析中であったところ，糖尿病性壊疽により，1年4カ月前に左下肢切断術，その2週間後に左下腿切断術，2カ月前に右下肢切断術を受けており，今回，右大腿切断術のために入院。

過去，1回目，3回目の手術において，麻酔導入時に血圧低下がみられたが，昇圧剤の投与などで，すぐに回復していた。ASA分類スコアは，前回から変化はないが，糖尿病の進行は明らかで，全身麻酔のリスクは高くなっていると麻酔科医は認識。

麻酔科医B：Aさん，4回目の手術ですね。

患者A：すっかり手術のベテランで，これでもう，切るとこなくなってしまいますわぁ。

麻酔科医B：手術の説明，いつもと同じなんですけど……。

患者A：先生，いつもと同じなら，耳にタコができるほど聞いたんでもういいですわ。ほかにやっておきたいこともありますし。

麻酔科医B：わかりました。それでは，明日手術室でお会いしましょう。

患者A：よろしく頼みます。

手術室にて

麻酔医B；それでは麻酔を開始しますね。

患者A：よろしくお願いします。

プロポフォールが投与され，その5分後から血圧が低下。昇圧薬を使用しても回復せず，心静止。蘇生が行われ心拍は再開したものの，低酸素脳症により12日後に死亡。

▶ **Focus Point**

患者の病状に即した具体的リスクの説明がされているか

　本ケースは実際の裁判例[*1]をもとにしています。糖尿病の進行が早く，壊疽のコントロールがつかず，下肢下腿の切断を繰り返していました。裁判所は，糖尿病の増悪により，麻酔リスクが高まっていたにもかかわらず，その説明がされていなかったとして，説明義務違反による損害賠償を認めました。

● 厚生労働省が求める説明内容

　定型的な治療には，定型的な説明文書が準備されている医療機関は少なくないでしょう。医療法では医療の提供にあたっての説明が規定[*2]され，厚生労働省の指針[*3]によれば，以下の情報提供が求められていますので，説明文書はこれらを網羅する必要があります。

診療中の診療情報の提供[*3]

(1) 現在の症状及び診断病名定義
(2) 予後
(3) 処置及び治療の方針
(4) 処方する薬剤について，薬剤名，服用方法，効能及び特に注意を要する副作用
(5) 代替的治療法がある場合には，その内容及び利害得失（患者が負担すべき費用が大きく異なる場合には，それぞれの場合の費用を含む。）

＊1　京都地裁　令和元年12月25日
＊2　医療法1条の4第2項「医師，歯科医師，薬剤師，看護師その他の医療の担い手は，医療を提供するに当たり，適切な説明を行い，医療を受ける者の理解を得るよう努めなければならない」
＊3　厚生労働省：診療情報の提供等に関する指針 (https://www.mhlw.go.jp/shingi/2004/06/s0623-15m.html)

(6) 手術や侵襲的な検査を行う場合には，その概要（執刀者及び助手の氏名を含む），危険性，実施しない場合の危険性及び合併症の有無

(7) 治療目的以外に，臨床試験や研究などの他の目的も有する場合には，その旨及び目的の内容

　紛争は，「結果が思うようなものではなかった，少なくとも，今のタイミングでやらないほうがよかった」という主張から出発することになります。したがって，問題になりがちなのは，(5) 代替治療法の内容および利害得失，および (6) 実施しない場合の危険性，の部分です。言い換えると，「今はやらない，医学的に経過観察」という選択肢に十分な情報が提供されたかという点です。特に予防的治療や自費診療では，この点が問題となる場合が多いです。

　逆に言うと，救急疾患などで選択肢がほとんどない場合は，説明義務違反は問われにくい傾向があります。待機的治療は，ちょうどこれらの間になりますが，近年は，がん治療など多様な選択肢があるので，推奨される治療手段について，危険性や代替療法などの情報提供が必要です。客観的な情報を提供するために，自身や自施設の治療成績と，標準的な成績との比較を求められる場合もあります。

　また，稀な合併症であっても，結果が重篤なものについては事前に説明しておくべきです。文献的によく知られているけれども稀な合併症で，当該施設で経験がないものはあると思いますが，それを理由に説明しなくてもよいということにはなりません。筆者自身，実際，「自験例がないので，説明しなかった」という術者が説明しなかった理由を複数回聞いたことがありますが，実際に発生した場面ではどうしても言い訳に聞こえがちです。ほかで起きることは，自分の身にいつ起きてもおかしくないという想定のもと，説明しておくことが推奨されます。

医療者とは違う裁判官の思考

　　裁判では十分な説明がされていないと判断されれば，たとえ同意書があったとしてもそれは有効な同意とは受けとってもらえず，説明義務違反として損害賠償が命じられます。本項タイトルにもあるとおり，医療現場では，インフォームドコンセント（IC）という言葉が使われますが，裁判では，説明義務という言葉が使われています。これは，単に日本語と英語の違いではなく，同意や同意書に重きを置いている医療現場と，説明そのものに重きを置いている裁判所の価値観の違いが端的に表れていると筆者は感じています。

　　この違いに関連して，実臨床で気をつけたいのが，同意書からは説明内容が判然としない場合です。説明文書と同意書が対になっていて，対応関係がわかりやすければよいのですが，同意書のスキャンや保管しかない場合もあります。両者が対になっていても，特に，具体的病状などの追加説明事項について，あらかじめ準備した説明文書には記載されていない場合も想定されますので，記録の工夫が必要です。説明文書や説明用紙に手書きで追加される場合もありますが，その控え記録が医療機関側の手元に残っていなかったり，電子カルテにスキャンされていなかったりすることがあります。

　　紛争化する事案では，なぜか一番大事な部分が欠落していることが多いので注意が必要です。客観性担保のため，できれば記録係の同席が好ましいです。説明していたことであっても，事故発生後に追記すると診療録の改ざんと見なされ，裁判官の心証形成に悪い影響を与えるリスクが高いので気をつけましょう。同席者がいない場合は，説明後，速やかに自ら診療録に説明内容を記録することが重要です。

必要な説明がきちんとされていたか

　　本Caseでご紹介した裁判例は，説明内容は一般論のみでは足りず，もう一歩踏み込んで，本件手術に固有の具体的な危険性，すなわち，全身麻酔薬の投与によって合併症である血圧低下が引き起こされ，これによって

最悪の場合には死に至る危険性がこれまでの3回の手術よりも高い，という具体的情報の説明が必要であったとされています。

　当該事案では，過去にも麻酔導入時の血圧低下が発生しており，そのときよりも病状が進行していたという，かなり限定的状況ではありますが，近時，「医療事故調査制度Q&A」[*4]において，厚生労働省から，医療行為を行う前に当該患者の死亡の可能性が予期されていたものについては，事前に説明に努めることや診療録などへ記録することが求められていますので，具体的病状に即したリスクの説明と記録が必要です。

Case 4　まとめ

- 患者のリスクと理解力に合わせた説明を
- 医療裁判でカルテを読むのは非医療者と意識する
- カルテの記載は非医療者がみても違和感を感じない内容に

＊4　厚生労働省：医療事故調査制度に関するQ&A（Q4）（https://www.mhlw.go.jp/stf/seisakunitsuite/bunya/0000086545.html）

2章

診断書作成にまつわる危険

2章 診断書作成にまつわる危険

1 患者の希望どおりの診断書を作成してよいのでしょうか？診断書交付義務

KEY WORD
- 診断書交付義務
- 自ら診察
- 保険金詐欺

なぜ，知らなきゃマズイ

　診断書の交付を求められることは，日常的にあります。診断書の交付自体は，医師法に規定された義務[1]なので，正当な理由がなければ断ることはできません。しかし断れないのは診断書の交付であって，その記載内容の指定についてではありません。

　診断書は，医師と患者の直接的な関係ではなく，対外的な証明書としての用途が想定されます。たとえば，警察，社会福祉事務所などの公的機関に提出するものと，個人で任意に加入している生命保険など私的な取引に利用するものでは，法律上の扱いも異なります。

　記載内容は，医師の裁量に委ねられますが，それは同時に診断書を提出された先への証明となるので，責任を伴います。患者の依頼に応じて，事実と異なることを認識しつつ虚偽の記載をすると，詐欺の片棒を担ぐといった犯罪に巻き込まれる場合もあります。いわゆる，和歌山毒カレー事件で

---

[1]　医師法19条2項「診察若しくは検案をし，又は出産に立ち会った医師は，診断書若しくは検案書又は出生証明書若しくは死産証書の交付の求があった場合には，正当の事由がなければ，これを拒んではならない」

有罪となった被告の夫も保険金詐欺で有罪になりました。保険会社は，保険金の返還請求訴訟を提起し，保険金詐欺の対象となった診断書を作成した医師が，詐病であることおよび保険会社への保険金請求に使用することを知りつつ，真実と異なる内容の診断書を作成したとして，医師の過失を認め，保険会社の損害賠償金の支払いを命じた裁判例[2]があります。

---

[2] 大阪地裁堺支部　平成14年4月26日

Case 5　自ら診断していない過去の交通事故の診断書

初診の患者Ａが診断書の交付を求めてきた。

患者Ａ：2年前に交通事故に遭ってから，杖なしでは歩けなくなってしまいました。歩行できる時間も数分が限度で，外出もままならない状況です。今日も娘に送ってもらってやっとの思いで来ました。

医師Ｂ：それはお困りですね。手足の筋力の診察では，力の入り方には問題ないようです。腰に原因があるかもしれないので，MRI検査をしてみましょうか。

MRIの検査結果上，腰部に脊柱管狭窄が認められた。

医師Ｂ：腰骨に異常があるようですが，これは，交通事故とは関係なくてもみられる場合が多いので，交通事故が原因とは言い切れません。

患者Ａ：交通事故の前には，まったく異常がなかったんですから，それ以外に原因は考えられません。あの事故さえなければ，こんなことにはならなかったんですよ。相手に対して，賠償の請求をしたいです。交通事故が原因で，背骨に異常が起きたという診断書を書いて下さい。弁護士から診断書を書いてもらってくるように言われたんですよ。医師は，診断書を頼まれたら断れないんですよね。

▶Focus Point

診断書は自ら診察した結果をもとに作成する

● 無診察治療の禁止との関連性

　　診断書交付義務とセットで知っておきたいのは，同じく医師法の無診察治療の禁止[*3]です。すなわち，自ら診察していない場合，診断書は交付できません。

● どのタイミングの診断書か

　　2年前の交通事故の時点では「自ら診察」していないのですから，その時点の「診断書」については，「交付してはならない」ことになります。現在の腰痛およびそれに伴う歩行障害については，医師が検査を行い「自ら診察」していますので，求められれば，診断書を交付する義務があります。

　　その際，事故があったと患者が主張している2年前から現在までの間に，事故の有無を含め，何が起こったかを客観的に知ることはできないので，推論で事故と病状についての医学的因果関係の有無について積極的に言及すべきではありません。

　　患者には，自ら診察した結果しか記載できない旨を説明し，理解を求める必要がありますが，それでもなお求めがあれば，「患者は事故による変化であると述べているが，因果関係の存否を医学的に裏付ける客観的所見はないため，判断できない」などの記載にとどめるべきです。

● 診察した医師が退職してしまっている場合の診断書交付について

　　ただし，「自ら診察」を突き詰めていくと，当該病院を受診していたけれども，当時の担当医が退職してしまった場合が問題になります。医師の退職は医師または医療機関の都合で発生するにもかかわらず，それによって，本来証明されるべき内容が証明できないのでは，医療機関としての社会的役割を果たすことができません。そのために，記録の保管が定められ

---

*3　医師法第20条「医師は，自ら診察しないで治療をし，若しくは診断書若しくは処方せんを交付し，自ら出産に立ち会わないで出生証明書若しくは死産証書を交付し，又は自ら検案をしないで検案書を交付してはならない」

ているとも言えますので，記録に従って，医療機関の責任者などの名称で，担当医の退職により記録上の内容であることを注記するなどで，証明を行うことを考慮しなければなりません。

　ただし，記録は法定保管期限が定められていますから，それを過ぎた場合は，永遠に診断書を交付しなければならない，ということにもなりません。記録保管の期限が経過して記録がない場合には，その旨を回答するなど，状況に応じて個別に考慮が必要です。

Case 5　まとめ

- ● 診断書は「自ら診察」が原則
- ● 自ら診察の範囲内で判断できない内容はその旨を記載

Case 6　気を付けよう，保険金詐欺の片棒担ぎになりかねない

検診の結果，がんが疑われ，日帰りで精密検査を行った。

患者G：今日はお世話になりました。がん保険をかけているので，保険金の申請をしようと思います。

医師H：わかりました。診断書作成に1週間くらいかかりますが，できたら連絡がいくと思いますので，受付に書類を出しておいて下さい。

患者G：あの……日帰りでは保険金がもらえないので，保険会社に出す診断書には1泊入院したことにしてもらえませんか。

医師H：えっ，入院って言われても……。

患者G：これから治療費もかかるし，大変なんですよ。助けると思って，お願いしますよ，先生。

▶Focus Point

虚偽の診断書による保険金要求と詐欺罪

保険会社のように，公的機関以外へ提出する診断書は，虚偽の記載をしただけで直ちに犯罪にはなりません。しかし，本Caseの場合，記載した診断書が保険会社に提出されれば，保険会社をだまして保険金を受け取る保険金詐欺行為に加担することとなります。

「1日の入院を偽ったことで，起訴されるかはわかりませんが」という話をしたら，研修医から「何日までなら大丈夫なのか」という質問を受けたこともあります。ですが，無用な犯罪に巻き込まれないためにも，このような申し出はたとえ1日であっても毅然と断るべきです。

Case 6　まとめ

● 虚偽の記載は保険金詐欺の片棒担ぎになることも

1　患者の希望どおりの診断書を作成してよいのでしょうか？　診断書交付義務

2章 診断書作成にまつわる危険

2 公的機関へ提出する 診断書に関する留意点

KEY WORD ● 虚偽診断書等作成罪

なぜ，知らなきゃマズイ

　公的機関へ提出する診断書は，何からの公的給付を受けるための基礎資料となることがあります。また，刑事司法においては，被告人や受刑者に刑事施設への収容の可否を判断したり，傷害罪の被害の程度から量刑を導く重要な資料となります。

　このような公的証明書は，誰かが直接的な損失を被るわけではなく，特に，公的給付については，本人の便益にもかなうことから，「認定に有利になるように記載にしてあげたい」というインセンティブがはたらくのは理解できます。しかし，医師という法律で認められた特別の資格に対する社会的信頼から，このような証明書を作成する権限が認められているので，それに違反して，虚偽の診断書を作成した場合は，国家の規律や公平性を乱すことに繋がります。そのため，公的機関へ提出する診断書については，通常の文書偽造罪ではなく，虚偽診断書等作成罪[*1]という医師だけに適用される特別な犯罪を設けて禁止しています。もちろん，このような罪で処罰されれば，医師免許の停止，取消といった処分も控えています。

[*1]　刑法160条

Case 7 故意に医学的所見と異なる記載をすること

患者Eは調理師の免許をもち，調理業務に従事していた。糖尿病があり，高度肥満と長年の立ち仕事で負荷がかかり，半年前に人工膝関節の置換術を行った。しかし，術後に感染症を合併し，再手術が必要になり，リハビリテーションに時間を要した。

医師E：当初の想定より時間がかかりましたが，そろそろ退院ですね。

患者F：まだ手術したところが痛いので，以前のように立ち仕事をすることは無理だと思うのですが……。

医師E：入院中にかなり体重も落とせて，膝への負荷も減りました。リハビリも順調ですし，職場復帰も可能です。短い時間から慣らしていけば大丈夫だと思いますよ。

患者F：実は，長期間出勤できなかったので，クビになってしまいました。そもそも，手術したところが感染してこんなに入院期間が延びてしまったのは，先生の手術が失敗したせいではないですか。

医師E：糖尿病の方は感染を起こしやすいって手術前に説明しましたよね。

患者F：……でも，糖尿病だから必ず感染するわけではないですよね。先生にも責任があるんじゃないですか。なんとか，生活保護受給のための書類を書いていただけませんか。私も本当に生活に困ってるんですよ。書類を書いてもらえないんだったら，治療がうまくいかなかったために起こったことなので，弁護士に相談してみようと思っています。

医師E：えっ，弁護士ですか……。

▶ Focus Point

公的機関へ提出する診断書の位置づけと虚偽診断書等作成罪

生活保護給付の判断は，診断書（医師の意見書）を出発点として行われます。生活保護が受けられれば，患者は経済的に楽になり，医師も訴訟を起こされなくてすむため，一見，誰も不利益を被らないとも思われます。

　「患者さんのため」というと響きはよいですが，生活保護のような社会福祉の給付は国民の税金で賄われ，正当な受給資格がある人に公平に分配されるべきものです。そのため，給付を受けるための要件も厳格に定められています。その視点からみると，診断書の記載にも当然，厳格さが求められます。そのため，医師が故意に「虚偽の記載」をした場合には，虚偽診断書作成罪で処罰されることがあります。

　医師は，患者の希望どおりの給付が受けられるように，自らの診断と異なる記載をすることで，医師自身の訴訟リスクを避けられる状態にあります。しかし，本事例の医師は本来，社会給付を実現するために適正な証明書を書くことが求められます。あえて事実と異なる記載をすることは，厳に慎むべきです。

Case 7 まとめ

- 事実と異なる記載は犯罪になることも

Case 8 　求められたら直ちに診断書を出さなければならないのか

夜間当直帯に顔面挫傷の患者Cが来院。左眼は眼瞼周囲が腫脹し開眼不能であった。深夜であったためCTは撮れず，眼窩骨骨折の有無などは判断できなかった。翌日，患者が再度来院した。

患者C：昨夜，先生の診察を受けてから，警察に行ったんですが，警察から加療期間が記載された診断書がないと事件を受理できないと言われました。すぐに，加療期間を記載した診断書を医師に書いてもらって持ってくるように言われました。

医師D：加療期間ですか。昨日は夜間帯だったので，診断書を書くのに必要な検査もできなかったんですよ。追加の検査をしてから作成しますね。

患者C：追加検査？　こっちは，警察から急いで診断書をもらってくるように言われたんですよ。医師は，診断書の記載を頼まれたら断ってはいけないから書いてくれるはずだって，警察で聞きました。時間がないのですぐに書いてください。

医師D：……わかりました。

医師Dは内科医で，外傷の診療経験に乏しく，加療期間の正確な推定は困難であったが，すぐに診断書を渡さなければならないと思い，追加検査を行ったり，外傷の診察経験豊富な医師に助言を求めず，とりあえず「加療期間1カ月」と書いて交付した。

数カ月後，検察官から連絡があり，「加療期間は1週間程度で，このままだと加害者の罪が重くなりすぎるので，裁判で加療期間の記載が誤りだったと証言してほしい」と言われた。

▶Focus Point

司法手続における診断書の役割

● 診断書の記載が，医学的に正しくなかった場合

　夜間当直帯に，事件絡みの患者が運ばれてくることがあります。検察官や裁判官は，診断書の加療期間の見込みで被害の大きさを判断し，刑罰の重さを決めるので，事件当時の診断書の記載が実情からかけ離れていると，適切な刑罰を決めることができなくなります。

　裁判所や警察をはじめとした公的機関に提出する診断書は，故意に虚偽の記載をすれば虚偽診断書作成罪にあたるので，作成者には，より責任が重くのしかかります。しかし，本Caseの場合，夜間で十分な検査ができず，正確な加療期間の診断ができなかっただけであって，故意に虚偽の記載をしたわけではありません。したがって，虚偽診断書等作成罪には該当しませんが，内容の訂正は必要です。起訴後は，一度提出された証拠を撤回することが難しいので，直接，裁判へ出廷し，意見を求められることがあります。

● 裁判への出廷は断れるか

　裁判への召喚状（裁判への出廷を命じる書面）が届いた医師から，何とか行かずに済ませる方法を教えて欲しいと相談を受けることがあります。気持ちはわからなくはありませんが，正当な理由なく欠席すれば，過料や罰金の制裁を科され，最悪の場合，裁判所は証人を勾引（強制力をもって出廷させられる）することもできる法律に定められた規定です。診断書を書くという行為に付随した医師の当然の義務と考えられているので，出頭を拒むことは推奨されません。

● 司法手続に巻き込まれないための記載

　十分な判断材料がない状態で，不正確な診断書を交付するとかえって警察が混乱します。本当に今すぐ必要なのかは，担当者を確認の上，病院から警察に直接に問い合わせるなどの対応もトラブル回避には有効です。

　司法手続に巻き込まれないために，万が一，十分な検討を経ないで診断書を交付しなければならない場合には，「本診断書の記載は，夜間帯の診

療に基づく，暫定的なものであって，正確な加療期間の決定には，後日精査が必要である」と付言しておくなどの工夫をするとよいでしょう。

● 警察からの要求をちらつかされる悪質な事案も

過去に筆者が相談を受けた中で，かかりつけの専門医が交通事故との因果関係があるとの内容の診断書を交付してくれなかったため，専門医ではない若手の医師が診察にあたっている夜間帯の時間にあえて来院し，診断書の交付を求めたという事案もありました。

1人で当直しているときに，患者から「警察からすぐに診断書を持ってくるように要求されている」と言われると，焦ってしまうかもしれません。それが事件絡みともなればなおさらです。しかし，医師に診断書の交付義務があるとはいえ，すぐに必要だと言われたとしても，必ずその場で書かなければならないわけではありません。直接警察の担当者に確認するために，担当者の連絡先を尋ねてみるのも一案です。

診断書は，作成者がその内容に責任をもたなければいけませんので，追加検査が必要な場合，専門家の意見を求める必要がある場合など，作成に必要な合理的時間を要求することはできます。

Case 8 まとめ

● 診断書は十分に目的を確認してから作成する

---

2 公的機関へ提出する診断書に関する留意点

Case 9 死亡診断のタイミングは家族の到着に影響されない

心停止時には蘇生を希望しない旨の意思表示をしている患者の容体が悪化。家族が遠方に居住しており，医師が連絡する。

医師I：○○様の容態が徐々に悪化してきており，今晩が危険な状態です。ご来院いただけませんか。

家族J：今，忙しいんですよね。明日のお昼頃にお伺いします。

医師I：心肺蘇生は行わない方針でしたよね。それだと間に合わないと思います。

家族J：こちらにも都合があるので，行けないものは，行けないんですよ。心肺蘇生は不要です。無駄なお金はかけたくないので，余計なことはしないようにお願いします。

医師I：そうですか……。

23時29分に心肺停止の状態になり，心肺蘇生は行わなかった。翌日12時頃になってようやく家族が到着し，死亡確認が行われた。

医師I：12時14分，ご臨終です。

▶Focus Point

死亡診断書の死亡時刻の記載

　死亡診断書は公的機関へ提出する診断書なので，虚偽の記載をすると虚偽診断書作成罪で処罰されることがあります。また，死亡時刻は，様々な権利関係に影響を与える可能性がある事項なので，正確に記載する必要があります。死亡診断書に記載するべき時刻は，死亡時刻であって，死亡確認時刻ではないことが，厚生労働省の「死亡診断書（死体検案書）記入マニュアル」に明記されています[*2]。同マニュアルによると，救急搬送中の

死亡に限り医療機関において行った死亡確認時刻を記入できるとされています。その場合，「時分」の余白に「(確認)」と記入するルールになっています。

入院患者が発見時に既に死亡していた場合は，モニターが付いていない限り，正確な死亡時刻はわかりません。前後関係から推定して死亡時刻を記載することは許容されていますので，死亡時刻を記載し，「(推定)」と付記するルールになっています。正確に推定できない場合には，「(頃)」と追記することも認められています。ただし，心肺静止から間もない状況で発見されれば，蘇生を試みることもあります。蘇生できなかった場合，蘇生行為終了時間を死亡時刻とすることは一般的に行われており，許容されます。

たとえば，日にちを跨ぐと，年齢が変わる場合もあり，保険金，年金などの給金に影響が及ぶ場合もありえます。夫婦で自動車事故に遭遇し，両者が亡くなってしまったような場合，どちらが先に死亡したのかで相続人が違ってくる場合もあります。医師の判断があらぬ相続紛争をまねく結果になることがあるので注意が必要です。

Case 9 まとめ

- 死亡時刻記載は，死亡診断書記入マニュアル[*2]を遵守する
- 死亡確時刻の記載によって，相続財産や保険金が大きく変わってくる場合があることを理解する

[*2] 厚生労働省：令和6年度版死亡診断書(死体検案書)記入マニュアル
(https://www.mhlw.go.jp/toukei/manual/)

Case 10　遺言書の効力を左右する診断書

弁護士から担当医あてに電話がかかってきた。

弁護士J：弁護士のJです。先生は，2年前にそちらの病院に入院されていた○○様の主治医でいらっしゃいますか？

医師K：すみません，いきなりそのようなことをおっしゃられても，個人情報なので見ず知らずの方にお電話でお答えすることはできません。ご本人から直接，あるいは許可を得て文書でお問い合わせいただけますか。

弁護士J：実は○○様は，亡くなられました。以前から認知症だったとお聞きしているのでお問い合わせをさせていただいた次第です。

医師K：（医療過誤じゃなくってよかった）そうなんですね。しかし，そのような事情であれば，ますますお電話でお答えすることはできません。必要な書類を揃えて，正式に病院に依頼して下さい。

電話終了，病棟にて

医師K：弁護士から電話があって，2年前に入院していた○○さんっていう患者さんについて聞かれたんだけど，覚えてる？

病棟師長L：○○さんですか，覚えてますよ。確か，都心にビルを所有されているって聞きましたけど。

医師K：亡くなられたらしいんだけど思い出せないな。弁護士は認知症が云々言ってたけど……。

病棟師長L：親族は疎遠で，随分年の離れたお友達とおっしゃる方が毎日お見舞いに来られていたので印象に残っています。認知機能はそこまでひどくなかったように記憶していますが，細かいことまでは自信ありません。

医師K：ありがとうございます。カルテを確認してみます。

後日，弁護士から弁護士法に基づく照会状が送られてきた。照会事項は，入院時の事理弁識能力についてであった。

▶ Focus Point

患者の死後に過去の認知機能が問題になる状況

　患者家族から過去の時点の判断力についての診断書作成を求められる場合があります。その場合，その時点に近接したタイミングで遺言が作成されており，その当時の判断力が争点になっていることがあるので，注意が必要です。

　特に，多くの財産を持っている場合，被相続人（亡くなった患者）と近しい関係にある者が，ほかの相続人のあずかり知らぬところで，自らの有利な内容で遺言書を書かせることは医療者が思うより多く経験されます。遺言書が複数出てきた場合，基本的には最新日付のものが有効とされますが，新しい遺言書作成時の判断力が十分ではないと認定されれば，当該遺言書は無効となり，次に新しい日付のものがあればそれが有効とされます。

　最新日付の遺言書を無効にするために，「事理弁識能力が十分ではない状態下で無理やり遺言書を書かされたのだ」という主張がされることも少なくありません。逆に，当該遺言書の内容が自分に有利に書かれていれば，「十分な判断力があった」という主張がされる場合もあるかもしれません。ここで重要な役割を果たすのが医師の意見書です。

　しかし，高齢者の場合，入院自体や薬剤の影響，せん妄をきたすなど通常の判断力を失ってしまうことは十分にありえます。そのため，過去にさかのぼって判断力の診断をする際は，十分な判断材料が残っているかどうかが重要となります。十分に判断できる材料が残っている場合はそれに基づいて判断すればよいですが，十分な判断材料がない場合には「病状が不安定であった」「せん妄の症状が出ていた」などの具体的な状況を明記するなど注意が必要です。

　不動産を売却したり，遺産の分配を決める遺言書を作成する等，重要な意思決定を行うのに十分判断力があるかといった観点の認知機能を証明

2　公的機関へ提出する診断書に関する留意点　41

する診断書を作成することに慣れている医師は多くないでしょう。書き方の参考になるものとして，成年後見の開始にあたって裁判所に提出する診断書の記載の様式や作成の手引きである「成年後見制度における診断書作成の手引」[*3]があります。ただし，この様式は，現存している方に新たな観察・検査などを行うことが前提になっています。死亡後は，そのような検査は行えませんので，あくまでも参考にとどまります。

同手引には，以前から本人を診察している医師が作成する場合や，病状が明らかな場合には1回の診察で，医学上の資料が不十分な場合であっても，おおむね1カ月程度の期間，2，3回程度の診察で作成されることが想定されています。なお，その範囲の診察では本判断をすることが困難な場合には，その旨を診断書に注記することができます。また，本人の判断能力の具体的な程度を判断することができる場合には，それについても記載することが望まれるとされています。

Case 10　まとめ

- 遺言書は作成時の認知機能が重要視される
- 遺言書関連の認知機能の診断は手引き[*3]を確認

---

*3　最高裁判所事務総局家庭局：成年後見制度における診断書作成の手引
（https://www.courts.go.jp/vc-files/courts/file4/H2512sindan.pdf）

3章

診療拒否，応招義務を再確認

この患者，本当に断って大丈夫？
──応招義務と正当事由

KEY WORD
- 正当な事由
- 信頼関係喪失
- 緊急性
- 迷惑行為

なぜ，知らなきゃマズイ

　医師は，「法律で決まっているから患者を断ってはいけない」と指導を受けてきた方が少なからずいらっしゃるでしょう。いわゆる，応招義務[*1]と呼ばれ，その歴史は明治時代の旧刑法に遡りますが，1948（昭和23）年に現在の医師法制定時に形を変えて受け継がれました。条文[*1]から，正当事由があれば，診察の求めを断れる場合もあることはわかりますが，この条文から具体的にどのような場合が正当事由に該当し，患者の診療の求めを拒めるのかは読み取れないため，長年にわたり，多くの医師を苦しめてきました。

　しかし，2019年に厚生労働省の通知[*2]〔以下，令和元（2019）年通知〕により，明確な解釈基準が示されるとともに，過去の通知が整理され，具体的な適用場面が示されました。

[*1] 医師法第19条1項「診療に従事する医師は，診察治療の求めがあった場合には，正当な事由がなければ，これを拒んではならない」
[*2] 厚生労働省：応招義務をはじめとした診察治療の求めに対する適切な対応の在り方等について．令和元年12月25日，医政発1225第4号
（https://www.mhlw.go.jp/content/10800000/000581246.pdf）

▶Don't Miss Point

正当事由の解釈

● 厚生労働省が示した判断軸

令和元 (2019) 年通知において厚生労働省が示した基準は，大きく2つの切り口から分類されています[*2]。まず，患者側要因として，病状の緊急性の要件で緊急対応が必要な場合と不要な場合（病状の安定している場合）にわけ，次に，医療機関側の要件として診療時間内・外にわけ，それぞれの掛け合わせで**表1**に示す4パターンに整理されています（ここでは便宜的にA～Dとしておきます）。基本的に，この判断軸で「患者を断ることができるか」について考えることになるので，しっかりと覚えておきましょう。

表1　厚生労働省が示した基準

	緊急対応必要	緊急対応不要
診療時間内	A ・断れない	C ・専門性や医療機関の代替性，患者との信頼関係を考慮
診療時間外	B ・応急措置をとることが望ましいが，原則法的責任を問われることはない ・求められる対応の程度は低い（たとえば，心肺蘇生法などの応急処置の実施など）	D ・即座に対応する必要はない ・他の医療機関の紹介などの対応が望ましい

（厚生労働省：応招義務をはじめとした診察治療の求めに対する適切な対応の在り方等について. 医政発1225第4号をもとに作成）

● 医療ニーズ以外の患者要因の類型化

　　併せて，患者背景要因別の正当化の整理として，以下の5項目に言及されています。

---

①患者の迷惑行為

②医療費不払い

③入院患者の退院や他の医療機関の紹介・転院等

④差別的な取扱い

⑤訪日外国人観光客をはじめとした外国人患者への対応

　　これらは，前記のA～Dの診療場面の4類型が併存しますので，双方に当てはめて考える必要があります。

①患者の迷惑行為

　　医療現場を大いに悩ませる問題です。これについては，「診療・療養等において生じた又は生じている迷惑行為の態様に照らし，診療の基礎となる信頼関係が喪失している場合（※）には，新たな診療を行わないことが正当化される。※診療内容そのものと関係ないクレーム等を繰り返し続ける等」と信頼関係に踏み込み，クレーマーについてかなり具体的に記載されています。

②医療費不払い

　　不払いの事実のみをもって診療しないことは正当化されないとしつつも，「支払い能力があるにも関わらず，悪意をもってあえて支払わない場合には診療をしないことが正当化される」としています。

③入院患者の退院や他の医療機関の紹介・転院等

　　医療機関と患者側の意向が合致しないことがしばしば経験されます。退院について，「医学的に入院の継続が必要ない場合には，通院治療等で対応すれば足りるため，退院させることは正当化される」としています。転院についても，「医療機関相互の機能分化・連携」をふまえ，病状に応じて高度な医療機関から地域の医療機関への紹介，転院も正当化しています。

④差別的な取扱い

　　単なる患者の年齢，性別，人種・国籍，宗教などのみを理由とする差別的扱いは禁止しつつ，「診療行為そのものが著しく困難」になるような，言語の壁，宗教上の理由については，正当化されています。ただし，感染症については，法令上特定の医療機関で診療することが定められている疾患以外を理由に診療をしないことは，正当化されていません。

⑤訪日外国人観光客をはじめとした外国人患者への対応

　　原則日本人と同様であるとしつつ，文化や言語の違いなどにより，結果として診療行為そのものが著しく困難であるといった事情については，正当化しています。基本的には，④の一部である「人種・国籍，宗教等」を構成する特別類型なので，同様の枠組みで判断されています。実際にトラブルも多く発生し，社会問題化している類型として，別項目に記載されたと考えられます。

Case 11　患者都合の時間外診療

受付時間が終了した小児科クリニックに電話がかかってきた。

母親A：子どもの具合が悪くて，すぐに診て頂きたいのですが。

医師B：どのような状態ですか？

母親A：朝から，鼻水が出ていて……。

医師B：咳や熱はありますか？

母親A：これから出ると困るなと思って……。

医師B：受診は，症状が出てからでよいのではないですか。

母親A：(声を荒げて) そんなことしたら，明日仕事に間に合わなくなっちゃうじゃないですか！

▶Focus Point

非緊急時こそ医学的判断の記録・説明を

　　緊急対応不要かつ診療時間外なので前記のＤに該当し，原則，法的責任を負うような状況にはならないことがわかります。しかし，緊急性のないＤであっても，他の医療機関の紹介などの対応が望ましいとなっています。本Caseは，現時点で紹介する必要性はないと判断できますし，正直，相手が自己本位であることに，イラっとしてしまうこともあります。しかし，今後，どの様な転機を辿るかはわからないので，断る場合には，念のためそのタイミングでの判断の根拠や，その時間に受診可能な他医療機関への紹介や，情報提供など，後に説明可能なレベルで記録しておくことが推奨されます。

Case 11　まとめ

- 断る場合は根拠の記録も忘れずに

3章　診療拒否，応招義務を再確認

Case 12　時間外の急患

受付時間終了後，救急対応を行っていない診療所にかかりつけ患者Cが来院。

患者C：（やや，ろれつが回らない口調で）右半身に力が入りにくい感じがします。
医師D：いつから，そのような感じがしましたか？
患者C：1時間くらい前からです。
医師D：しゃべりにくい感じはしますか？
患者C：はい。

▶ Focus Point

診療時間外を理由に診療拒否できるか

　本Caseでは，緊急，救急指定医療機関ではないですが，緊急対応必要かつ診療時間外なので前記のBに該当します。「応急対応をとることが望ましい，原則法的責任を問われることはない」となっています。仮に，必要な処置をとった場合においても，医療設備が不十分なことが想定されます。令和元年（2019）年通知には，求められる対応の程度は低いとしつつも，「診療所等の医療機関へ直接患者が来院した場合，必要な処置を行った上で，救急対応の可能な病院等の医療機関に対応を依頼するのが望ましい」とされています。

● それでも，他の医療機関への紹介がbetter

　注意が必要なのは，いずれの場合においても，他の医療機関への紹介が推奨されている点です。過去の裁判例では，自院で治療できない場合は，高度の治療が可能な医療機関への転院義務を認めたものが少なからずあります。令和元年（2019）年通知が出たことで，直ちに，このような裁判例の効力がなくなるわけではありません。

この患者，本当に断って大丈夫？ ── 応招義務と正当事由

実際，令和元年（2019）年通知上では，表現は「望ましいと」緩やかですが，「他の医療機関の紹介など」と記載されています。断ったタイミングによっては，緊急性がさほど高くなくても，後に適切な医療を受けられず，死亡するという場合もあります。そのような場合，後にトラブルに巻き込まれることもありえます。

したがって，念のため，受診可能な医療機関の情報をご案内し，記録しておくと，もしもの時に安心です。

Case 12　まとめ

- 時間外の対応は緊急性有無の判断が重要
- 断る場合はできるだけ紹介を。難しい場合は当番医を案内し，記録に残す

Case 13 過去の診療費未払い

夜間救急外来にて ─────────────

患者E：眠れないので睡眠薬の処方をお願いします。

受付F：保険証はお持ちですか？

患者E：忘れちゃいました。次回持ってきます。

受付F：今までこの病院で診察を受けたことはありますか？

患者E：初めてです。

受付F：それでは，診察の申込書を書いて下さい。保険証の代わりに住所や氏名を証明できるものはありますか？

受付システムに氏名を入力したところ，患者Eと同じ名前と住所の患者が，夜間，時間外に診療を3回受けており，いずれも睡眠薬を処方され，診療費未払いであることがわかった。また，同じ住所で患者Eの妻と子どもと思われる者が，同様に夜間受診し，診療費を払っていないことがわかった。

▶ Focus Point

本当に支払い能力がないのか

　本Caseは，緊急対応不要かつ診療時間外のDパターンであることに加えて，前記の「②診療費未払い」という背景事情が加わっています。筆者が実際に相談を受けた類似事案です。その病院では，夜間は点数計算ができないため，後から請求する方法をとっており，薬も夜間は院内処方なので，未払いでも受け取れてしまう仕組みでした。それをよいことに，緊急性がないにもかかわらず，夜間に受診し，未払いで薬まで持って帰るということを家族ぐるみで繰り返していました。

　診療費不払いについて，以前の厚生労働省の解釈では，単に「医業報酬が未払いであっても直ちにこれをもって診療を拒むことはできない」とさ

この患者，本当に断って大丈夫？ ── 応招義務と正当事由　　51

れているので，医療現場では未払い患者の対応に苦慮していました。令和元(2019)年通知では，過去の未払いの理由や医学的治療を要さない自由診療は正当化事由の考慮要素として明記され，「支払い能力があるにも関わらず，悪意をもってあえて支払わない場合には診療をしないことが正当化される」と追加されたので，本Caseではその可能性を検討します。

　本Caseは，特別の理由がないにもかかわらず，家族で時間外に繰り返し来院していることから，夜間であれば直接請求を受けないことを認識した上で，来院していることが強くうかがわれます。悪質な態様であり，「悪意をもってあえて支払わない」に該当しますので，「支払い能力」について，真に経済的困窮を示唆する特段の事情がない限り，病態の緊急性がないことも併せて，診療を拒む正当事由に該当する事案と判断できます。

　1回支払わないだけでは，次回の診療を断ることは難しいですが，再診時に黙認し，診察してしまうと，「未払いを容認する病院だ」と思われてしまいます。診察前に未払いの理由を確認し，真に困窮していて公的な経済支援が必要な状態であれば，行政に対応を依頼するなど，理由に応じた対応をとることが重要です。

Case 13　まとめ

- 不払いには，その原因に即した対応が重要。本当に支払い能力がない場合には行政への橋渡しも含めて検討する

Case 14 無保険の外国人観光客

酔っぱらった外国人患者Hが，頭部外傷で救急外来を受診。患者Hの意識は清明。

受付G：日本語，わかりますか？
患者H：少し，わかる。
受付G：保険証はありますか？
患者H：（首を振りながら）I am a tourist……。

▶ Focus Point

診療行為そのものが著しく困難な状況か

　本Caseは，24時間対応の救急外来で，患者は頭部外傷なので緊急対応必要かつ診療時間内のAパターンに該当します。外国人観光客の受診は，保険に加入しておらず未払いが発生するリスクや，コミュニケーションの難しさなどから，敬遠されがちですが，正当な理由なく診療拒否はできません。

　令和元（2019）年通知の「⑤訪日外国人観光客をはじめとした外国人患者への対応」を検討すべき事案です。原則日本人と同様であるとしつつ，「文化や言語の違い等により，結果として診療行為そのものが著しく困難であるといった事情が認められる場合にはこの限りではない」との但し書きがついています。本Caseの場合，コミュニケーションは可能なので，診療拒否を正当化できません。

　また，健康保険に未加入なので，令和元（2019）年通知の「②医療費不払い」のうち，正当事由の考慮要素とされている自由診療も検討の対象になりますが，診療内容的には，一般に自由診療とされている美容目的や，付加価値を有するものとは異なり，居住者であれば健康保険の適用範囲です。この場合，医学的治療の要否は，緊急性，受診時間帯などを総合的に勘案して検討しなければなりません。初めて来た外国人には不払い実績が

あるはずもないので，外国人旅行者が一般に診療費の不払いの懸念がある
というだけでは，正当化できないことがわかります。

Case 14 まとめ

- 外国人を懸念だけで拒否すると不当な差別になってしまう
- 旅行保険の確認など最低限のリスク管理を

Case 15　クレーマー患者

慢性疾患でかかりつけの患者Iは，同病院の他科で5年以上前に手術歴がある。当時，生検でがんと診断され，プロトコールに従い術前化学療法後手術を行ったところ，術前化学療法が奏効し，がんは消失していた。

患者I：○○医師はひどい医者だ。がんでもないのに，手術が必要と言われ，不要な手術をされた。この病院はその医療ミスを隠蔽している。

医師J：私にそのようなことをおっしゃられても……。

患者I：先生は，○○医師をかばうのか。やはり，病院ぐるみで隠蔽しようとしているんだな。ひどい病院だ。

医師J：そこまでひどいと思われるのであれば，ほかの病院に移られたほうがよいのではないですか？

患者I：診療を拒否するのか。医師には，応招義務ってのがあって，患者を断ることはできないんだろ。そんなことも知らないで医者をやってるのか。

患者Iに診察のたびに，このようなクレームを1時間以上繰り返している。周囲には代替医療機関が複数ある。

▶ Focus Point

診療の基礎となる信頼関係が喪失しているか

　本Caseは，慢性疾患のかかりつけなので緊急対応不要かつ診療時間内のCパターンに該当し，「専門性や医療機関の代替性，患者との信頼関係を考慮する」とされています。患者要因としては，他科医師の診療内容に関連するクレームを診察時に毎回1時間以上言ってくるとのことで，診療に支障が出ると考えられます。

　令和元（2019）年通知には，①患者の迷惑行為として，「診療・療養等において生じた又は生じている迷惑行為の態様に照らし，診療の基礎となる

この患者，本当に断って大丈夫？──応招義務と正当事由　　55

信頼関係が喪失している場合（※）には，新たな診療を行わないことが正当化される。※診療内容そのものと関係ないクレーム等を繰り返し続ける等」と記載されています。本Caseのクレームは，他の診療に支障をきたす，かなり重大なものです。しかし，他科医師の診療内容に関するものなので，直ちに「診療内容そのものと関係ないクレーム」として，信頼関係が喪失していると考えることにもリスクがあります。

通知の患者要因の「①患者の迷惑行為」は，医療機関を悩ませる非常に難しい問題です。通知に明記されたことは，医療機関としては主張しやすくなり，本通知を錦の御旗として，診療を断ることも考慮すべき場合もあると思います。しかし，その際に，今一度検討すべきことがあります。

● 自分が診療した内容へのクレームは？

本Caseでは，理解の便宜上，あえて他の医師の例としました。しかし，自分の患者との間でトラブルを引き起こした医療者からの，「クレーマー患者を断りたい」という相談は少なくありません。しかし，筆者が過去に「診療を拒否したい」との相談を受けた多数の案件の中には，当事者がクレーマーと思っている患者にも，クレームを言い始めるのに十分な理由が医療者側にあったと考えざるをえないCaseが一定数ありました。十分に傾聴せず，クレーマーとして対応したことが，関係性をより悪化させてしまっていたものがあったのです。確かに，令和元（2019）年の通知には，クレームの例示として「診療内容そのものと関係ないクレーム等を繰り返し続ける等」と記載されています。迷惑か否かは，主観による部分が大きいので，医療機関にとっては，迷惑と感じる行為には違いないと思います。

他方，クレームを繰り返し続ける人にとっては，クレームを言い始めた原因が解消されないため，言い続けるのです。その中には，比較的容易に解決可能なものから，解決不可能なものまで様々あり，解消されない理由もいろいろあります。

医療者にとって，このような患者と対峙し続けることは非常に消耗するため，なんとかその場を逃れたいという気持ちになるでしょう。しかし，

逃れたいという気持ちに流されて，対応している当事者が自己判断で「クレームなどを繰り返し続ける」ことを理由に，クレームを言い始めた理由や経緯について熟慮することなく「信頼関係喪失」の錦の御旗を振って診療を拒否してしまことはトラブルのもとです。

最近は，インターネットで容易に情報発信できるので，内容によっては大炎上し風評被害を受ける場合もあります。

第三者からみて，クレームを言い始めるのに十分な理由があると判断される内容の場合には，後に風評被害や法的紛争において，医療機関に不利な判断が示されることもありえます。そのため，実際に「迷惑行為によって」と診療を断る場合には，正当事由足りうる内容か否かの判断は慎重に行いましょう。対応している当事者任せにするのではなく，必ず，当該患者対応に直接関わっていない第三者が総合的に判断することを強く推奨します。客観的に「なぜクレームが繰り返されているのか」の根本原因を探り，その解決の容易性を含めて検討して下さい。そうすることで，最終的には，患者，医療機関双方に納得感のある解決を導ける可能性が高くなります。万が一，法的紛争に陥った場合でも医療機関に不利な判断がなされるリスクを軽減できます。

Case **15** まとめ

- クレームの原因を慮って妥当性について冷静に検討する
- 自分が当事者の場合は，第三者に評価してもらうほうがよい

● COLUMN

医療に関する法律の運用は厚生労働省の解釈通知によって変化する

　医療分野の法律的アプローチにおいて，今回ご紹介したような，行政が発した法律の解釈通知が変わることで，法改正を経ずに法律の実務的運用が大きく変わってしまう場合がある点には注意が必要です。医療機関において，平時に不都合はなくとも，何か事故が発生してしまった場合には，厚生労働省による監督を受ける立場ですから，知らなかったでは済まされません。行政が発する通知に，より関心をもつことで法的リスクの軽減につながります。

4章

非日常シーン──
医療事故発生時の注意点

4章 非日常シーン──医療事故発生時の注意点

1 院内発生の医療事故死も警察に通報すべき？医師法第21条「異状」の解釈とは

KEY WORD
- 異状死届出義務
- 検案
- 24時間

なぜ，知らなきゃマズイ

医師には，医師法21条において，「死体又は妊娠四月以上の死産児を検案して異状があると認めたとき」は，警察への届出義務が課されています。この規定は，犯罪被害の可能性がある死亡者を発見することが目的です。死体解剖保存法11条は，一歩踏み込んで，「死体を解剖した者は，その死体について犯罪と関係のある異状があると認めたとき」と規定されています。いずれも24時間以内とされていることから，緊迫感があります。

医療機関に受診・搬送される患者の中には，犯罪などによって第三者から身体的被害を受けた事案も含まれています。そのほか，違法薬物の摂取や，幼児・高齢者・障害者などの虐待などに接する機会もあるでしょう。

これらの法律の目的は，犯罪の痕跡が時間の経過とともに散逸していくので，できるだけ早く必要な捜査に着手できるようにすることです。

したがって本来，これらの法律は診療関連死の通報を目的としたものではありません。しかし，診療関連死について，異状死届出義務の届出を行わなかったことから立件された医師が有罪判決を受けた判例［Case 16（p62）］や，逮捕・起訴された結果，無罪となった判例［Case 17（p64）］があります。特に後者については，医学界を震撼させ，産科医療に多大な萎縮的効果をき

たしました。詳細は，COLUMN「なぜ，異状死届出義務が問題なのか」(p66)も参照して下さい。

　個々の医師がこのような場面に遭遇する可能性は高くないですが，遭遇した際，自ら判断することは容易ではありません。そのため，迅速な決定が必要であることは頭に入れておいて，直ちに管理者や専門家に報告・相談することが重要です。特に病院管理者は，内容を理解し，万が一の状況に遭遇した場合，適切な対応を心がける必要があります。

▶ Don't Miss Point

「死亡診断書（死体検案書）記入マニュアル」

　厚生労働省が発出する「死亡診断書（死体検案書）記入マニュアル」[*1]（以下，マニュアル）に医師法第21条の届出義務が，質疑応答集とともに記載されています。同マニュアルには，Case 16の最高裁判所（以下，最高裁）によって示された，医師法第21条にいう死体の「検案」とは，「死因を判定するためにその死体の外表を検査すること」とされています。

　2019（平成31）年4月24日に発出された厚生労働省のＱ＆Ａも参考資料として収載されており，死体の外表以外の要素を考慮する必要がないこと，医療事故などの届出の範囲を拡大するものではないことが記載されています。ほかにも，死亡診断書，死体検案書の記載について，重要なことが記載されていますので，フォローが必要です。なお，同マニュアルは定期的に更新されています。「異状」の解釈については，COLUMN「「異状」の解釈をめぐる混乱」(p67) を参照して下さい。

〈Caseの考え方〉Case 16は明らかな医療過誤による死亡であるのに対し，Case 17は通常の診療行為による死亡，という点が異なるのでその点に注目しながら読み進めてください。

＊1　厚生労働省：令和6年度版死亡診断書（死体検案書）記入マニュアル
　　（https://www.mhlw.go.jp/toukei/manual/）

Case 16　外表の異状は24時間以内の警察通報対象

手術が予定されていた患者Aの術前抗菌薬の点滴が終了し，看護師Bがヘパリンで輸液ルートのロックを行った。その直後に胸苦しさを訴えたため，医師Cの指示で維持輸液を開始したが，その際も同じ輸液ルートが用いられた。その直後に急激な血圧上昇をきたし，間もなく心停止に至った。蘇生措置が施されたが，心拍は再開せず，間もなく死亡が確認された。その後，患者Aの病理解剖が行われた。

病理医D：解剖の結果，多数の血栓が肺に認められ，死因は肺塞栓であることがわかりました。しかし，体表を確認したところ，右前腕の点滴針の穿刺部位から，静脈の走行に沿って暗褐色の索状皮膚反応がみられました。何か肺塞栓の原因となるものが静脈から注入されたのではないですか？

医師C：看護師にヘパリンロックの指示を出していたのですが，残っていた注射後の空のシリンジには，消毒剤のヒビグルと書かれていたそうです。

病理医D：それは誤注入なので外因死ですね。警察に異状死の届出が必要です。

病院長E：わかりました。届出の準備をしましょう。ただ，当院は公立病院なので，現場の判断で勝手に届出はできません。病院設置者に事前に報告して許可をもらいましょう。

報告会議にて，院長が概要を医師ではない役所の担当課長Fに説明した。

担当課長F：要するに死因は肺塞栓ですよね。それって病気じゃないですか。何で外因子にしなければならないのかわかりません。そもそも，病死なので届出の必要はありません。

病院長E：えっ，そうですか。そのように処理します。C先生，診断書の死因は「肺塞栓，病死」で記載して，ご家族に渡して下さい。

▶ Focus Point

外表に異状があるか，24時間の起算点はいつか

● 届出義務の有無のわかれ目は？

本Caseは最高裁の判例[*2]をモデルにしています。院内で診療行為により患者が死亡した場合にも異状死届出義務があるのかが争われた事案です。

マニュアルによれば，検案による異状は体表に限られます。本Caseでは，右前腕の点滴針の穿刺部位から静脈の走行に沿って索状に暗褐色の皮膚反応がみられるので体表の異状があります。また，「診療中の患者であるか否かは問わない」とされているので警察への届出義務があります。

法文上，届出は24時間以内とされているので，どの時点から24時間なのかが問題になります。体表の皮膚反応は死亡時から発生していたと思われますが，その時点で医師は明確に認識していませんでした。病理解剖を行った際に明確に認識したので，その時点が24時間の起算点になります。

ちなみに，モデルの判例の事案[*2]では，異状死の届出は行われていませんでした。当初，院長は異状死届出をする予定でしたが，設置母体の自治体担当者の指示で届出を行いませんでした。しかし，異状死届医師である院長と担当医のみが医師法違反に問われ，医師ではない自治体担当者は罪に問われなかったという，なんとも納得しがたい結果に終わっています。医師という資格に課される責任があることを改めて痛感させられる事案でした。

Case 16 まとめ

- 異状死の届出のルールを知る
- 異状死にかかわる24時間の起算点を知る

[*2] 最高裁　平成16年4月13日

1　院内発生の医療事故死も警察に通報すべき？　医師法第21条「異状」の解釈とは

Case 17　診療関連死と異状死の関係性

医師Gは地域唯一の産科を設置している公立病院の唯一の産婦人科医で，経験10年の専門医でひとり医長。

ある日，1回の帝王切開歴を有する全前置胎盤の妊婦Hに対する帝王切開術が行われた。子宮温存の方針で手術を開始したが，胎盤の癒着が強く剥離に難渋した。1人では手に負えず，同じ病院のほかの外科医にも手術に入ってもらい，その環境でできる限りの手立てを尽くし，最終的には子宮摘出が行われたが，出血量が20,000mLを超え出血性ショックで死亡した。

病院長Ⅰ：G先生が頑張ってくれましたが，もともと難しい症例で力及ばず残念な結果になってしまいました。ご遺族は納得していないのでお見舞金を支払う方向で調整したいと思います。

事務部長Ｊ：Ⅰ院長，当院は公立病院なので，残念ながら予算外の支払いは裁判で負けた場合以外は議会の承認がなければできません。

病院長Ⅰ：そうですね。それでは議会に申請しましょう。

事務部長Ｊ：そんなに簡単なことではありません。税金から支出するので，単にお見舞金を支払いたいということでは承認されません。裁判で負けるのと同じように，過失がある場合でないと。

病院長Ⅰ：苦渋の選択ですが致し方ないですね。便宜的に過失があったという方向で議会用の報告書だけ作成しましょう。

その後，遺族からの告訴を受け，捜査が行われ，議会提出用に作成された報告書が押収された。その内容をもとに，妊婦Hの死亡から14カ月後に医師Gは異状死届出義務および業務上過失致死罪（手術手技に関する医療過誤）で逮捕・起訴された。

▶ Focus Point

そもそも異状死なのか

本Caseは，実際の裁判例[*3]をモデルにしています。Case 16（p62）のもととなった最高裁の事案より後に出されたものです。本事例の裁判では，異状死届出義務違反，業務上過失致死罪いずれも無罪となりました。

裁判所は，そもそも死亡自体が診療を受けている当該疾患によるものであって，異状死か否かの判断対象とならないとしており，届出対象とはなりません。

判決では以下のように判示されています。

「ここで同条にいう異状とは，同条が，警察官が犯罪捜査の端緒を得ることを容易にするほか，警察官が緊急に被害の拡大防止措置を講ずるなどして社会防衛を図ることを可能にしようとした趣旨の規定であることに照らすと，法医学的にみて，普通と異なる状態で死亡していると認められる状態であることを意味すると解されるから，診療中の患者が，診療を受けている当該疾病によって死亡したような場合は，そもそも同条にいう異状の要件を欠くと言うべきである。（中略）本件患者の死亡という結果は，胎盤癒着という疾病を原因とする，過失なき診療行為をもってしても避けられなかった結果と言わざるを得ないから，本件が，医師法21条にいう異状がある場合に該当するということはできない」

Case 16と本Caseの対比では，Ｉ欄（ア）直接死因の傷病名の記載にかかわらず，その因果関係のある傷病として記載する（イ）以降の記載において，Case 16は消毒薬の誤注入という医原性の外因，本Caseは前置胎盤という診療中の疾病である点がまったく異なっています。判決では，本Caseは疾病による死亡であり，異状があるとは言えない理由として明確に指摘しています。

Case 17 まとめ

- 医師法21条「異状」の理解を深める
- 賠償金を支払う名目で安易に「過失」を認める危険性を知る

[*3] 福島地裁　平成20年8月20日

● COLUMN

なぜ，異状死届出義務が問題なのか

　もともと，医療に対する刑事司法の介入は謙抑的であるべきだという発想があります。冒頭で言及したように，Case 17（p64）のもとになった事例では，結果的に無罪になりましたが，事件発生から1年以上経った段階で，異状死届出義務違反および業務上過失致死の罪状で逮捕，起訴されました。

　本来，異状死届出義務によって警察への届出をするかということと，医療過誤について刑事責任を追及されることは，独立しています。異状死届出義務は，Case 17の裁判例でも判示されているように，あくまで，警察官が犯罪捜査のきっかけを得ることを容易にするなど，社会防衛目的の規定です。

　遺族が死因に疑念をもった際に，警察に告訴される場合もあります。病院の内部から告発されることもあるかもしれません。告訴や告発が受理されれば捜査対象となりますが，診療行為の過誤を刑事事件として立件するには医学的検討が必要です。医療の専門家がいない捜査機関にとっては，通常事件とは異なる専門性が求められ，ハードルが高いとされています。

　しかし，24時間以内に所定の届出が行われたか否かは，容易に判断できます。診療行為の過誤について，起訴できるだけの十分な証拠がなくても，とりあえず，異状死届出義務違反で逮捕することができます。犯罪から縁遠い一般人が，逮捕とそれに続く身柄拘束下におかれると，想像以上に過酷で，精神的・身体的にも疲労困憊し，その状況から逃れたい一心で，ほかの犯罪についても，自身に不利な供述調書をとられてしまう事例が少なからずあることはよく知られています。このような身柄拘束下の捜査の突破口となりうるのが異状死届出義務なのです。

　Case 16（p62）で扱った実際の事件では，死亡診断書の記載の死因は「急性肺塞栓症による病死」と記載されていました。診断書の記載については，「死亡診断書（死体検案書）記入マニュアル」（☞4章1，p61参照）で扱いましたが，虚偽の記載をすると刑事罰の対象になる場合があります。そうすると，それを突破口とされる場合もありえます。本事件では，死因は急性肺塞栓症であることに

間違いはありません。しかし，人為的操作によって発生したにもかかわらず病死と記載したことが，虚偽記載と認定されました。最終的に，異状死届出義務違反ならびに虚偽有印公文書作成，同行使罪で有罪になっています。あらぬ疑いをかけられないように，死亡診断書その他の記録は，適時・適確に記載することが肝要です。

● COLUMN

「異状」の解釈をめぐる混乱

　この問題を複雑にするもう1つの要因として，1994（平成6）年に，日本法医学会が「異状死ガイドライン」*4を定め，その中で「基本的には，病気になり診療をうけつつ，診断されているその病気で死亡することが『ふつうの死』であり，これ以外は異状死と考えられる」との立場を示し，医師法21条の異状死の解釈を示しています。同ガイドラインでは，異状死の具体例を列挙したものの中に，「診療行為に関連した予期しない死亡，およびその疑いがあるもの」が含まれています。

　そのため，最高裁によってどのように解釈されるのか注目されましたが，結果的には，最高裁によって「医師法21条にいう死体の『検案』とは，医師が，死亡した者が診療中の患者であったか否かを問わず，死因等を判定するためにその死体の外表を検査することをいうものと解すべきであり，医師が，死亡した者が診療中の患者であったことから，死亡診断書を交付すべき場合であると判断した場合であっても，死体を検案して異状があると認めたときは，医師法21条に定める届出義務が生じるものと解すべきである」との解釈が示されました。これについて，厚生労働省は，担当官が会議体での発言などで一定の見解は示していたものの，通知などの書面を発してはいなかったため，その解釈はややあいまいでした。

＊4　日本法医学会：異状死ガイドライン（http://www.jslm.jp/public/guidelines.html#kenkai）

しかし，同条の解釈に関連し，2019（平成31）年2月8日に厚生労働省から，「医師による異状死体の届出の徹底について（通知）」（平成31年2月8日医政医発0208第3号）が発せられ，「医師が死体を検案するに当たっては，死体外表面に異常所見を認めない場合であっても，死体が発見されるに至ったいきさつ，死体発見場所，状況等諸般の事情を考慮し，異状を認める場合には，医師法第21条に基づき，所轄警察署に届け出ること」とされ，同時期に「平成31年度版死亡診断書（死体検案書）記入マニュアル」[*5] にも掲載されました。

　これに対して，届出の範囲が拡大されるとの懸念から問題化し，衆議院厚生労働委員会において，当局への質疑が行われました。その結果は，前通知から3カ月に満たない同年4月24日に「『医師による異状死体の届出の徹底について』（平成31年2月8日付け医政医発0208第3号厚生労働省医政局医事課長通知）に関する質疑応答集（Q&A）について」（平成31年4月24日付け厚生労働省医政局医事課事務連絡）として，従前の最高裁の解釈を変更するものではないこと，死体の外表以外の要素を考慮する必要がないこと，医療事故などの届出の範囲を拡大するものではないことがQ&A形式で明文化され，「死亡診断書（死体検案書）記入マニュアル」もそれらが収載された形で再改訂され，その部分は2024年現在も維持されています。

　異状死について，日本法医学会の「異状死ガイドライン」の記載では広く定義され，厚生労働省の「死亡診断書（死体検案書）記入マニュアル」には明記されていない状況が長らく続いていたので，平成31年2月8日の通知により若干の混乱は生じましたが，結果的に「死亡診断書（死体検案書）記入マニュアル」は誰が読んでもわかりやすい内容になり，実務上は有意義なものになりました。

＊5　厚生労働省：平成31年度版死亡診断書（死体検案書）記入マニュアルの追補について．平成31年4月24日，事務連絡（https://www.mhlw.go.jp/toukei/manual/dl/manual_h310424.pdf）

4章 非日常シーン──医療事故発生時の注意点

2 これって，事故調に報告が必要？ 医療法の医療事故調査制度の届出基準

KEY WORD
- 医療事故調査制度
- 医療法
- 医療事故調査・支援センター
- 死亡を予期
- 医療の提供

なぜ，知らなきゃマズイ

　2016年から医療法に定められた医療事故調査制度が開始されました。「医療の提供によって発生した予期せぬ死亡事故」を医療事故調査支援センターへの届出対象の医療事故と定義して，院内事故調査委員会による調査がすべての医療機関に義務づけられています。本制度による届出状況などが毎年報告されています[*1]が，届出数の実態は同じ病床数レベルでも，医療機関によって開きがあります。

　制度の存在は知っていても，すっきり理解できていないという方が少なくないと思います。その理由として，届出対象の要件の不明確さがあります。詳細は後述しますが，この医療事故届出該当性の判断には，医療の提供で発生した死亡事故であることに加え，「予期」という要素が含まれています。

　期せずして患者が死亡した場合，その原因を究明することは非常に重要です。しかし，本制度の枠組みで調査を行う場合，手続き的な制約が発生

---

*1　日本医療安全調査機構：事業報告書（https://www.medsafe.or.jp/modules/medsafe/index.php?content_id=11）

する弊害が指摘されています。

　本制度ではご遺族に「医療事故調査制度」の説明をしなければなりません。しかし，本制度の調査対象は予期せぬ死亡なので，ご遺族にしてみると，予想外に身内が急に亡くなって，精神的にかなり不安定な状態です。不安定な状態でいきなり「医療事故」という言葉を使って説明されると，何かよからぬことがあったと勘ぐるのも無理からぬものがあります。本制度では，解剖や死亡時画像診断（autopsy imaging：Ai）が推奨されているので，亡くなって間もない時期にご遺族に説明する必要がありますが，そのことが余計に不審感を増す要因になることもあります。

　筆者自身，本制度の対象となったケースでは，ご遺族が早い段階から弁護士に相談されていた経験があります。通常のケースよりもリーガルアクセスを早めたのではないかと感じています。症例の検討は重要ですが，それによって要らぬ紛争が巻き起こされることは誰しも避けたいところです。

Case 18　死亡を予期できていたか

医師Ａ：Ｂさん，リハビリ頑張っていますね。そろそろ。退院に向けた調整を行うために，外泊をして試してみましょう。

患者Ｂ：本当ですか。うれしいです。

家族Ｃ：家のバリアフリー化のリフォームも終わっていますので，受け入れ準備はできています。

医師Ａ：それは心強いです。それでは，今週の金曜日の午後から月曜日の午前まで外泊を予定しましょう。

金曜日午後

医師Ａ：慣れた自宅ですが転ばないように気をつけて下さいね。以前より筋力が落ちていますからね。特にＢさんは血液をサラサラにするお薬を飲んでいるので，出血すると血が止まりにくいんですよ。命にかかわることもあるから，何かあったらすぐに連絡して下さい。

患者Ｂ：先生ったら大げさなんだから（笑）。

家族Ｃ：わかりました。気をつけます。

患者Ｂ：それでは行ってきます。

土曜日20時頃

病院の電話が鳴る。

家族Ｃ：外泊中のＢの家族の者ですが，Ａ先生はいらっしゃいますか？

事務員Ｄ：今日は休日なのでＡはおりません。何かございましたら，当直医につなぎますがいかがいたしましょうか。

家族Ｃ：それではお願いします。

医師Ｅ：どうされましたか？

2　これって，事故調に報告が必要？　医療法の医療事故調査制度の届出基準

家族Ｃ：父がそちらに入院させていただいていて，昨日から外泊で家に帰っていたのですが，先ほど転んで頭の後ろをぶつけてしまいました。Ａ先生から何かあったら連絡するように言われていたのですが，本人は大丈夫だと言って連絡しようとしないので私が代わりに電話しました。

医師Ｅ：少々お待ち下さい。Ｂさんですよね，カルテを確認しますね。あぁー，出血しやすいお薬を飲んでいるようですね。現在何ともなくても，念のため頭の中に出血しているか検査をしたほうがよいので，残念ですが病院に戻っていただけますか？

家族Ｃ：今すぐですね。わかりました。

土曜日21時頃

患者Ｂが病院に到着。

医師Ｅ：Ｂさん，気持ちが悪かったり，ぼーっとしたりしないですか？ ちょっと診察しますね。その後，ＣＴを撮りましょう。

患者Ｂ：大げさなんだから。せっかく久しぶりに家に帰れたと思ったら，一晩でとんぼ返りなんて残念だな。

土曜日21時30分

ＣＴを実施。

医師Ｅ：Ｂさん，Ｃさん，残念ですが，頭の中にほんの少しですが，出血の兆候があります。お薬の影響で出血が止まりにくい状態なので，２時間後にもう一度出血が増えていないかＣＴで確認します。もし，それまでに何か変わったことがあったら，すぐにナースコールで知らせて下さい。

土曜日23時30分

ＣＴを実施。

医師E：CTの結果，出血は増えていないようです。

患者B：ほら，大騒ぎすることないって言ったじゃないか。今から家に帰るわけにもいかないし，また入院生活か。久しぶりの自宅はよかったな。

日曜日5時30分

Bさんが心肺停止状態で発見。蘇生が施されたが心拍は再開せず，死亡が確認された。

▶ Focus Point

医療事故届出の予期性とは

届出対象は次の2要件をすべて満たすもの[*2]とされています。
この事案は，医療事故届出制度の届出対象となるでしょうか？

> ① 医療従事者が提供した医療に起因し，又は起因すると疑われる死亡又は死産
> ② その管理者が当該死亡又は死産を予期しなかったもの

経過観察も①の医療の提供に該当します。問題は②ですが，予期の判断材料として具体的な死亡の可能性について下記の3点がポイントとなります。

> 1. 事前の患者への説明
> 2. 診療録への記載
> 3. 事後的な管理者の判断（医療安全に関する委員会が設置されている場合には，その委員会への聴取結果による）

[*2] 日本医療安全調査機構：1.医療事故調査制度について (https://www.medsafe.or.jp/modules/medical/index.php?content_id=2)

いずれも主観的な要素が含まれていますが，少なくともいずれかを満たす必要があります。したがって，①が同じ内容であったとしても，②の説明や記録の内容で届出の判断が変わります。ここが本制度の判断を難しくしている点です。説明や記録については，当該患者個人の臨床経過をふまえ，死亡または死産が予期されることを説明する必要があり，合併症や高齢を理由とした一般的な死亡可能性のみでは不十分とされています。

本Caseでは，本人の病状をふまえた死亡の可能性について，説明がされているでしょうか。会話の内容以上の記録はないという前提で，会話（説明）の内容をみていきましょう。

医師Aは，「特にBさんは血液をサラサラにするお薬を飲んでいるので出血すると血が止まりにくいんですよ。命にかかわることもあるから，何かあったらすぐに連絡して下さい」と，抗血栓療法を行っているという患者Bの病状に即したリスクの説明を行っています。「死亡の可能性」という明確な言葉は使っていませんが，「命にかかわることがある」という表現から，死亡の可能性を説明していたとも言えます。

しかし，2回目のCTを終えた時点で，モニターの装着などもしておらず，リスクが高い状況が続いているという判断での経過観察は終了してしまっているようにもみえます。死亡を予期しているからには，もっと注意深く経過観察をすべきであった，と指摘されそうです。そのような観点で，2回目CT終了時点でもなお，死亡を予期していたのかは，判断がわかれるかもしれません。

このように，どこに注目するかで報告するか否かの判断もわかれてしまいすっきりしません。このことが，施設による報告数の違いに結びついているのかもしれません。詳細は，COLUMN「医療事故調査制度の現状」（p76）も参照して下さい。

日頃から事前の説明や記録を充実させることで，医療事故の届出対象外となる可能性が確実に高まる制度設計になっています。その点を正しく理解し，十分な対策をとることが重要です。

Case 18 まとめ

- 医療事故調査制度の対象となる「医療事故」を正確に理解する
- 説明や治療の記録が「医療事故」を減らす

● COLUMN

医療事故調査制度の現状

　本制度が開始され，執筆時点（2025年）で10年目になりました。医療事故調査・支援センターによって定期的に実績が報告されています[*3]。

　年ごとにややばらつきはみられるものの，大まかなイメージとして，月々の報告件数は20～40件程度，年間300件前後で推移しています。1施設あたりの報告件数は，おおむね，病床数の増加とともに増加しており，500床以上で報告実績のある施設数が実績のない病院を上回っています。800床以上では年間0.5件くらいになり，2年に1件くらいの調査が行われていることになります。しかし，実際のところは，全期間を通じて0件の施設が2割弱ある反面，10回以上の施設が約1割と，届出施設に偏りがみられることも事実です。

　原因別では，手術（分娩を含む）が全体の半分近く（おおむね150件くらい）を占め，処置，投薬・注射がそれに続きますが，それぞれ手術に比べると3分の1（50件）以下です。手術の中では，腹腔鏡下手術と分娩は減少傾向にある反面，胸腔鏡，そのほかの内視鏡手術や経皮的血管内手術は増加傾向にあり，2023年では，両者を足すと手術全体の3分の1（50件）を超えています。

＊3　日本医療安全調査機構：動向（https://www.medsafe.or.jp/modules/advocacy/index.php?content_id=77）

5章

裁判事例などからみた
紛争の考え方

5章 裁判事例などからみた紛争の考え方

1 患者から金銭要求されたらどうする？──治療行為に伴って，金銭など，医療提供以外の要求を受けた場合の考え方

KEY WORD
- 損害賠償
- 示談
- 交渉

なぜ，知らなきゃマズイ

　提供した医療の結果が想定通りにいかなかった場合，患者から謝罪や金銭など，医療提供以外の要求をされることがあります。そんなとき，医師の教育課程の中で，そのようなトラブルへの対応方法を学ぶ機会は準備されていないので冷静に適切な対応ができる医師は少数派です。

　しかし，残念ながらその瞬間は突然やってきます。たとえば，突然の電話でのクレームに事実関係を十分に確認せず，あやふやな記憶で答えた内容が間違っていたり，自己判断で，本来，賠償対象ではないのに，その場を取り繕うため少額の金銭を支払ってしまう等，誤った初期対応を行うと，それらは証拠として残り，消すことはできません。その後の交渉や裁判になった場合に不利にはたらく場合もあります。

　どのように対応するかについて，あらかじめ，頭の中でシミュレーションしておくことは，とても効果的です。本項では，紛争になりやすい類型である，採血針刺しによる神経損傷の裁判例を題材として検討します。

Case 19　採血時のしびれにはその場の丁寧な記録が重要

看護師Aは翼状針を準備し，採血のために患者Bの前腕を駆血した。

看護師A：ちょっとチクッとしますね。
患者B：はい。
看護師A：しびれはありませんか？
患者B：大丈夫です。

看護師は駆血帯を外した。

看護師A：3本分採血しますので，テープで軽く固定しておきますね。動か
ないで下さいね。
患者B：わかりました。

2本の採血を終え，3本目の採血管に付け替えたとき……。

患者B：痛っ！
看護師A：大丈夫ですか？　しびれますか？
患者B：しびれてはいません。もう大丈夫です。
看護師A：それでは，あと1本なのでこのまま続けますね。
患者B：わかりました。

そのまま採血が行われ，看護師Aは抜針した。

看護師A：しびれや痛みはないですか？
患者B：大丈夫です。

1　患者から金銭要求されたらどうする？──治療行為に伴って，金銭など，医療提供以外の要求を受けた場合の考え方　　79

翌日，患者Bから電話があった。

患者B：院長を出せ。

院長C：お電話代わりました。院長のCです。

患者B：昨日採血した場所が痛くてしびれも残っている。採血の途中から
しびれ出したのに，看護師が無理やり採血を続けたからこんなことになっ
たんだ。

院長C：申し訳ありません。

患者B：このまましびれが取れなかったら，どうしてくれるんだ。責任とっ
てもらうからな。

▶Focus Point

採血時のしびれには，その場で医師が状況確認

　穿刺時の電撃痛がなく，採血を開始してしばらく経ってから痛みが発生
しているという非典型的なタイミングであったため，医学的に因果関係に
乏しく，本来，金銭的な解決にするべき事案ではありません。実際に裁判
でも因果関係が認められず，医療機関の責任が否定されています。医学的
に採血が原因でしびれが発生しているとは考えにくいことを丁寧に説明
し，金銭的な要求には応じられない旨，明確に告げる必要があります。

　ただし，ここで注意が必要なのは，金銭を得ることが目的ではなく，自
らに非がないにもかかわらず症状が治まらないことに対する不安・不満か
ら，漠然と金銭を要求をする場合もある点です。そのようなケースでは，
症状が治まってくれば，トーンダウンしてくることが一般的です。無下に
相手の言うことを否定しても，ますます感情的になることが多いので，他
の要因も含め痛みの原因を検討の上，回復に要する時間を見据えて対応す
ることが必要です。

　患者本人の記憶もあいまいになりがちですから，何か異常があった場合
は，医師がそのときの医学的状況を確認の上，カルテに残しておくことが

医療行為に関する損害賠償における過失責任の原則

わが国では，医療行為によって悪い結果が発生した場合であっても，その医療行為に過失があったときにのみ，金銭賠償が行われる法律になっています。したがって，裁判になった場合，判決で損害賠償金の支払いを命じられるかについても，医療行為に過失があったか否かが判断基準になります。

ここでしばしば混乱をきたすのは，日常的にも使われる「過失」という言葉です。医療者の間では，「ベストではなかった，他によりよい方法があった」という意味合いで使われる場合が少なからずあります。しかし，法律用語としては，「必ず行わなければならなかった」という義務のレベルで使われます。そのため，必然的に両者のニュアンスにはかなり違いが出ます。

医療者の口から出た「過失」という言葉が患者を通じて法律家に伝わると，医療機関が法的レベルの過失があったと認めたのだ，と判断されてしまいます。これをきっかけに法的紛争に発展することが少なからずあるので，患者への説明時に「過失」という表現を用いることは避けた方がよいでしょう。法的レベルでの過失か否かは，実際に起こった事実関係を法的に評価して判断するので，医学的判断とは異なるものです。ごく簡単に言うと，悪い結果の発生を回避する手段をとることが義務（法律用語では「注意義務」と表現される）であったかという点が重視されます。

裁判での損害賠償責任

損害賠償は，医療行為の結果として何らかの損害（多くの場合は後遺症）が発生した場合に，当該医療行為の全部あるいはその一部に前記の過失があったとされ，かつ，過失と損害の間に因果関係があると判断される場合にのみ認められます。たとえば，手段を尽くしても悪い結果を回避できなかったという場合，因果関係が否定され，損害賠償は認められません。

損害賠償の金額は，当該事故が発生しなかった状態と，発生によって生じた現在の状態の金銭的な差額および精神的損害を金銭評価したもの（慰謝料）が基礎となります。実際は，発生した障害の治療費の実額や，後遺症によって収入が減少した金額など，定められた項目を積み上げて決定されます。

● 針刺しによる神経損傷が疑われた裁判の考え方

裁判になったら，穿刺が行われ，その後，神経症状が認定された場合において，穿刺の態様に過失があったと判断され，穿刺と神経症状の間に因果関係があると認定されると，医療機関に賠償が命じられます。

まず，神経症状について，痛みは目に見えず客観化しにくいため，裁判例では複合性局所疼痛症候群（complex regional pain syndrome：CRPS），その類縁状態に該当する何らかの診断がされている場合が多いです。医療機関の責任が否定されたものの中には，同症候群の客観的な所見に乏しいことを理由に請求を退けているものもあります。

次に，穿刺時の態様としては，単回の穿刺で採血ができた事例であれば責任は認められにくい傾向にあります。とはいえ，穿刺回数にかかわらず，穿刺が深い，針先で血管を探した事案では，穿刺に過失があったとして医療機関の責任が認められやすい傾向にあります。

被害との因果関係については，穿刺時に電撃痛や放散痛がみられた場合に認められやすくなります。それに対して，穿刺時には何ら痛みを訴えず，採血の途中から痛みを訴え始めたようなケースでは，痛みの発生が非典型的であるとして，穿刺との因果関係は認められにくい傾向にあります。

Case 19 まとめ

- 不用意に「過失」という表現を使わない
- 損害賠償には因果関係が重要
- 因果関係の確認のためにも経緯の記録を

Case 20　患者がしびれを訴えているのに採血続行すると…

看護師D：それでは採血しますね。

患者E：いつも，採血のとき苦労するんですよ。お願いしますね。

看護師D：（駆血しながら）そうなんですね。確かに血管浮かないですね。いつもどの辺から刺していますか？

患者E：肘の真ん中くらいかな。怖くてあまり見てないから，よくわからないけど。

静脈がわかりにくかったため，深い位置の静脈を針先で探る。

患者E：痛い！　ビリっと火花が出たみたい。

その直後，血液の逆流がみられた。

看護師D：（これで針を抜いたらもう採血できる見込みがないから一気にとってしまおう）すぐ終わりますからちょっとだけ我慢して下さいね。

患者E：えっ，しびれてるんだけど，大丈夫？

採血を終えて抜針。

患者E：まだしびれるんだけど。

看護師D：そのうち，治りますよ。

患者E：こんなこと初めてなんだけど。本当に大丈夫なの？

看護師D：そ，それは……。

▶Focus Point

裁判では針の刺し方がポイントに

1　患者から金銭要求されたらどうする？ ── 治療行為に伴って，金銭など，医療提供以外の要求を受けた場合の考え方

採血時に電撃痛様の神経刺激症状があり，神経に針が当たっているにもかかわらず針先を進めるといった，穿刺行為における過失が認められます。穿刺行為と神経損傷の因果関係も認められます。また，Case 19 (p79) のように1回の穿刺であれば，通常は過失とは認定されにくいですが，患者が痛みを訴えても針先で深い血管を探るといったケースは，過去の裁判例に照らしてみても，過失が認定されやすい類型です。

　この段階では，採血から日が浅く，今後の症状の推移がわかりません。しかし，症状が消退せず，時間の経過とともに客観的に神経症状に伴う二次的変化が明確化するような場合，裁判になると敗訴する可能性があるので，金銭的解決になじむ事例です。

Case 20　まとめ

- ● 過去の事例に照らして過失が認定されやすい事例をおさえておく

Case 21　医学的根拠に乏しいクレーム

採血をして1週間後，女性患者Fからクリニックに電話があった。

患者F：採血をした側の手がしびれているんですよ。知人の看護師が，採血のせいだと教えてくれました。そちらのミスですよね。

院長G：お電話では状況がよくわからないので，一度クリニックにいらしていただけますか？　早めのほうがいいですね。お時間は，少し遅めの時間ですが，明後日の18時でいかがでしょうか。

患者F：わかりました。●月×日18時ですね。

電話後に院長が採血をした看護師に確認。採血時に患者Fから痛みなどの訴えは何もなかったことがわかった。

●月×日18時，患者Fは男性とともに来院。

院長G：この度は，ご足労いただきありがとうございます。こちらの方は？

患者F：主人のHです。

院長G：まだ，しびれは続いていますか？

患者F：変わらずしびれています。

院長G：診察させていただきますね。採血をした部位はここですね。特に腫れや出血の跡はみられませんね。

患者F：採血の翌日からずっとしびれているんですよ。

院長G：翌日からだとすると，採血とは関係ない可能性が高いですね。

患者夫H：そんなはずないだろ。ほかに何も原因がないんだ。

院長G：採血時に何ともなくて，後からしびれることは採血が原因とは考えにくいです。

患者夫H：知り合いの看護師が採血が原因だと言っていたんだよ。責任逃れの言い訳だろ。こっちは家事もできなくて困ってるんだよ。誠意をみせてくれよ，院長先生。

1　患者から金銭要求されたらどうする？――治療行為に伴って，金銭など，医療提供以外の要求を受けた場合の考え方

患者夫Hは，待合室にまで聞こえるような大声で凄んできた。

院長G：（今後もこの夫が診療時間中に来院してほかの患者の前で大声を出したりすると困るな……）

▶ Focus Point

交渉は初動が大事

● 心構え

　交渉は相手があることなので，予定した通りに進むものではありません。また，理屈だけではなく感情にも大きく左右されます。相手の感情を完全にコントロールすることはできませんが，「なぜ，そのような言動をするのか」ということを知ることで，交渉において自らの選択肢を増やせる場合が少なからずあります。

　弁護士の立場から客観的にみると，医師は，日頃から患者に対して優位な立場にあります。そのため，その立場が逆転し，糾弾されることに慣れておらず，意外に打たれ弱いのです。

　糾弾されると，基本的に真面目なので，わからないと言えないのか，あるいは，その場で何か答えなければならないと焦るのか，正確に把握していない場合であっても，場当たり的に答えてしまう傾向があり，交渉に長けているとは言い難いのです。このような状況で，客観的な資料と合致しない言質を取られてしまい，第三者がほかの証拠から経過を振り返ったときに，言っていることが一貫しない結果となり，裁判での心証を悪くしてしまいます。

　糾弾されたとしても，必ずしもその場で答える必要はないので，とりあえず話を聞いて，追って回答する旨を伝えましょう。持ち帰って，十分に資料などを確認し，必要な相談をし，客観的に物事を判断して回答することが重要です。不意打ちに遭遇すると，意外とこの当たり前の行動ができないことがあります。特に，自分が医療事故の当事者になってしまったとき

は，相談しにくいかもしれませんが，そういうときこそひとりで抱え込まず，第三者に相談することが重要です。医療者が思っている以上に，相手は医師の発言の一言一句を気にしているので，前言撤回はできないと思っていたほうがよいです。ちなみに，このような要求をしてくる人は相当の準備をしているはずなので，録音されていると思って対応すべきです。

● 交渉で最初に行うこと

　一般論として，交渉にあたって，現在の状況について法的過失と判断されうる要素があるか否かによって，交渉法が異なります。そのため，まずは事実確認およびその評価を行います。要は，裁判になった場合に，勝てそうなのか負けそうなのかを，過去の裁判例などに照らして判断します。この段階で，法律知識のある人に客観的に事案を分析してもらうことが好ましいです。

● 誰が交渉にあたるのか

　問題になっている医療行為により発生した症状について，追加の治療が継続している場合に，当該治療から当事者を外すか否かは，状況に応じて判断する必要があります。少なくとも，金銭に関する交渉役は別の人が担当することが強く推奨されます。

　一般論として，当事者は想像以上に客観的に物事を判断できなくなってしまう傾向があるものです。ほかに交渉役になる人物がいない場合には，客観的に状況判断できる人に相談しつつ進めることが強く推奨されます。ひとりで開業しているなど，たとえ直接の対応は自分で行う必要がある場合でも，心理的に負荷がかかりますので，早めに弁護士に依頼するのも1つの方法です。それによって相手の対応も変わってくる場合があります。

● 医療行為に明白な過失がある場合

　たとえば，「左右を間違えて手術してしまった」「患者を取り間違えた」など，誰の目から見ても明らかな過失がある場合は，可及的速やかに説明

を行い，謝罪することが強く推奨されます。自己判断による中途半端な交渉は，一貫性のある説明が難しく，途中で方針の変更などがされがちなため，不信感を増長し，紛争の解決をますます遠ざける場合があります。また，裁判になった場合に，裁判官にも「言を左右にしている」というよくない心証をもたれてしまいます。

　賠償金の交渉を行う場合，損害保険をかけていれば，賠償金は保険会社からの支払いの対象になるので，早めに損害保険会社と連絡をとりつつ対応する必要があります。なお，損害保険会社との約款には，「事前に相談なく金銭を支払った場合は，保険金が支払われない場合がある」旨が記載されています。必ず示談の前に損害保険会社にコンタクトし，金額について了解を得る必要があります。金額が大きくなるなど，必要性に応じて損害保険会社との交渉においても弁護士を間に入れるとよいでしょう。

● 明白な過失があるとは言えない場合

　患者側が，直近の医療行為と関連があると主張している場合，医療側としては，医学的根拠に乏しい，あるいは，医学的関連性は否定できないものの，過失はないと断言できるものから，医療行為は最善ではなかったが，避けるのも容易ではなかったと判断される微妙な場合まで，幅広く想定されます。

　たとえば，採血後のしびれについて考えてみましょう。患者の立場に立つと，しびれという症状が出てきた際に，採血が行われた部位と症状が出た部位が近接していて，ほかに思い当たるふしがなければ採血が原因と考えることは自然なことでしょう。

　しかし，最初からクレーマーだと決めつけ，対応をしているケースに遭遇することもあります。クレーマーと決めつけると対応が雑になりがちなので，無駄な紛争をまねくことになってしまいます。実際，採血後の神経症状に関する裁判例は少なからずあります。裁判になってしまうと，対応に労力と費用をとられるので，できれば避けたいものです。紛争化させないために，初期の段階においては，「相手がなぜそのような主張をしてい

るのか」を考え，対応することが重要です。

●「誠意をみせろ」に注意！

　患者が医療行為の過失を主張する背景は大きく2つのパターンが想定されます。1つは発生した症状が治まらず，先行きがみえないことに対する不安と，自分に非がないことから，相手にその原因を転嫁し，何らかの償いをして欲しいと考えるパターンです。謝罪を求める場合もあれば，金銭を要求する場合もあります。このようなケースは，症状が治まってくればトーンダウンしてくることが少なくないので，ある程度時間をかけて，他の要因も含めて痛みの原因を検討しつつ対応することが，有益な場合が一定数あります。

　2つ目は，いわゆる権利恐喝といわれるパターンです。医学的に何らかの関連性を否定できない場合は別として，採血時に特段の症状がなく，医学的な根拠がないにもかかわらず，相手がなお，執拗に「誠意をみせろ」と要求を続ける本Caseのようなことは滅多にありません。実際に遭遇した場合は，金銭目的である可能性が高いので，なるべく早く弁護士に相談することを推奨します。

　一般論として，損害賠償を請求できるのは，相手に非がある場合です。損害賠償を払わなければならない側にとってみれば，相手に弱みを握られている状況にある場合が少なくありません。そして，損害賠償の金額は裁判実務を通じて形成された相場があります。それにもかかわらず，このような状況を利用し，相手の弱みに付け込んで，本来の請求できる権利の範囲を超えて法外な金額を要求することを「権利恐喝」と言います。

　このようなことを熟知し，通常支払われるよりも多くの金銭を得ようと企てている人間は，恐喝にあたらないように注意深く要求してきます。そのため，「金銭を払え」ではなく，「誠意をみせろ」というような表現で要求するのです。このような相手は，交渉の上級者ですから，医療者側もできるだけ早めに交渉のプロである弁護士に依頼すべきです。実際，弁護士が出てくるだけで，相手の態度が収まる場合もしばしばあります。

▶ Essence

　患者から診療に関連して金銭の要求を受けるのは，多くの場合，悪い結果が発生しているときです。医療者としては，それに対して引け目を感じていることもあり，対応に悩むことでしょう。しかし，具体的な金銭支払いの要求を受けた場合に，その事案が賠償金の支払いを命じられる事案なのか，その金額はいくらが妥当なのかという2つの点で法律的な判断が求められます。

　初期対応を誤ると，その対応との整合性を取るために，その後の選択肢が制約されることもあります。当事者は，客観的な判断ができにくくなりますので，当該医療行為に関わった当事者に交渉をさせることは，できる限り避けるべきです。特に，揉めそうなケースは，早めに弁護士などの法律家に相談することをお勧めします。

Case 21　まとめ

- 感情に任せたクレームには冷静な対処を
- 質問に即答せずひとまず持ち帰る
- 第三者の専門家になるべく早く相談を

5章 裁判事例などからみた紛争の考え方

2 裁判で求められる医療水準

KEY WORD
● ガイドライン
● 医療水準
● 添付文書

なぜ，知らなきゃマズイ

　　裁判では，「医療行為に何らかの過失があって悪い結果を導いた」と判断される場合に初めて医療機関の責任が認められます。これは，単純に医療行為の結果が悪いこととはまったく別の話です。医療行為に過失があったかどうかの裁判所の判断基準の1つとして，「求められる医療水準に達していたか」という視点があります。この医療水準の考え方を理解しておくことは非常に重要です。人の生命，健康を管理するという業務に従事する者として，危険防止のために最善の注意を払うべきであるとされています。

　　裁判に，基本的に過去の事案を扱います。基準とする時期は，その治療が行われた当時です。また，その内容は，医療機関のおかれた医療環境，機能など，類似の性格を有するものを基準としています。しかし，求められる水準は，医療慣行とは必ずしも一致するものではないともされています。たとえば，添付文書と違った使用法下で重大事故が発生した場合に，「他の（平均的）医師も，添付文書に従った使い方はしないのが通常である」と医療者が主張したとしても，裁判所は求められる医療水準に従っていたとは考えないということです。

　　裁判所は，事故が発生した際に医薬品の添付文書に従っていなかった場

合は，特段の理由がない限り医師の過失が推定されると判断します。例外的な使用をしなければいけない理由を合理的に説明できればよいですが，その理由として，「他の医師が皆やっている」というのは合理的な理由としては認められません。

　ちなみに，「過失」という言葉は，医療者の間で日常でも気軽に使ってしまう傾向がありますが，法律用語としては非常に厳密で，「○○でなければならなかった」というマストのニュアンスに使われるものなので，医療事故の説明などで，軽々と使うことは避けるべきです。

　ガイドラインについては，法律で定められている医薬品の添付文書とは異なり，作成者によって目的・内容・性質が千差万別なので，絶対的なものではなく，そのガイドラインの特性などを考慮し個別に判断されることになります。とはいえ，自己流の治療を行って事故を起こしてしまい，それがガイドラインとはまったく違った方法であった場合は，裁判では説明が難しくなります。その内容に従うかは，状況次第の場合もあるかもしれませんが，ガイドラインの内容は知識としてふまえておき，異なる判断をするのであれば，その理由および判断過程を記録し，必要に応じて患者に説明しておくことが有用です。

Case 22　ガイドラインから外れた治療下での合併症

2006年●月25日，患者Aに大腸癌の手術を施行。術後は，間欠的空気圧迫法が実施された。

翌26日17時15分，肺塞栓発症。治療のため他病院に搬送。

同17時30分，硬膜外カテーテルが挿入されていたので，抗血栓療法にあたり，出血リスクを考慮し抜去。15〜30分後，ヘパリン15,000単位投与後，15,000単位／日持続注入を開始した（当時のガイドラインの量の約半量）。

同18時40分，下大静脈フィルター留置のための治療開始，20時に終了。

同21時頃，患者Aが気分不快を訴え，収縮期血圧が60mmHgまで低下したが，間もなく120mmHgに回復。

同22時頃，患者Aが下肢の脱力感を訴え，ヘパリン中止。

同22時30分，フィルターが留置されているためMRIは不可と判断し，CTを施行したが評価不能。

同23時20分，協議の上MRIを施行。結果として施行可能で硬膜外血腫による脊髄圧迫の確定診断。

27日1時20分頃，緊急手術のため転院。

同2時30分頃，血腫除去・減圧術試行。

患者Aに両下肢完全麻痺の後遺症が発生した。

▶Focus Points

ガイドラインから外れた治療を選択した合理的理由があったか

本Caseは，2009年に提訴され，2012年に判決が出た実際の裁判例[1]をもとにしています。

2　裁判で求められる医療水準　　93

● 裁判におけるガイドラインの位置づけ

　肺塞栓予防ガイドラインに従った予防法が行われていなかった点が争点の1つに挙げられました。もとになった事件は2006年に発生していて，『肺血栓塞栓症／深部静脈血栓症（静脈血栓塞栓症）予防ガイドライン』は2004年に発刊されていました。

　訴訟では，術前から間欠的空気圧迫法を実施するか，または低用量未分画ヘパリンの投与が必要であったにもかかわらず，それを怠ったことが過失だと主張されました。それに対し，病院側はACCP（American College of Chest Physicians）ガイドラインの「低レベル相当」であるなどの諸事情を総合的に斟酌し，術後症候性肺血栓塞栓症の発生頻度を中リスク相当に満たないと判断した上で，同リスクに対応する適切な予防対策として早期離床，術後からの間欠的空気圧迫法の実施をしたと反論しました。

　本ガイドラインは日本人における肺塞栓症予防に関する大規模データがない中で，欧米のデータを比較検討しつつ，当時同領域に関連するメジャー10学会が合同で作成したものでした。これは，日本人に最も妥当と言える予防法を提言したものであって，推奨する予防法の実施を医師に義務づけるものではなく，最終的判断は医師の責任において行う旨の記載があることなどを裁判所は重視し，本ガイドラインとは異なる判断をしたことについて過失はないと判断し，医療機関が勝訴しました。

● 似たような事例であっても敗訴の場合も

　この判決の半年くらい前に判決が出された肺塞栓症に関する別の事例[2]においても同様のガイドラインの順守義務が争点になり，医療機関は，ガイドラインの順守義務がない旨，主張しました。しかし裁判所は，当時，多数の医療機関で実施されており，合理的理由なくガイドラインに従わないことは医師としての合理的裁量の範囲を逸脱するとし，合理的理由はな

---

*1　東京地裁　平成24年5月17日
*2　東京地裁　平成23年12月9日

く，裁量を逸脱した過失があったと判断しています。

　いずれの裁判例も，ガイドラインに従った対応はされておらず，肺塞栓症による重大な健康被害が発生した点は共通しています。敗訴した事件の判決においては，具体的な予防法について患者に説明した形跡などがないことが認定されており，ガイドラインに従わない合理的理由がなかったと判断した理由の1つとして挙げられています。

　実際に配慮があったかなかったかは，今となっては誰にもわかりません。しかし，事前評価とそれに基づいた術後の予防対策が実施されていたと認定されたことが，勝訴した事例と敗訴した事例との分水嶺になったと推測されます。

Case 22　まとめ

- ガイドラインから外れた対応をする場合はその根拠を明確に
- ガイドラインから外れた処置をする場合は患者への説明とその記録を

5章 裁判事例などからみた紛争の考え方

3 ほかの医療者のミスの影響は？ ──医師間（研修医・指導医間，同一診療科内，他診療科），他職種の場合

KEY
WORD
→
- 医療過誤
- 責任
- チーム医療
- タスクシフト
- タスクシェア
- 医師の指示

なぜ，知らなきゃマズイ

　医療の高度化や，昨今の働き方改革に伴うタスクシフト／シェアの普及など，様々な要因によりほかの医療者と協働・役割分担をして医療を提供する場面が多くなっています。それは，ひとりで行う場合に比べると，明らかにプロセスが複雑化するので，漫然と行っていると，ミスの機会も増えます。

　医療職は基本的に国家資格であり，資格の性質上，法律上責任の分担が想定されている場合には，自身があまり関与していない他人のミスであっても，責任を免れない場合もあります。したがって，役割分担と責任の所在を理解し，複雑化するプロセスでのミス回避のためのルールメイクが重要です。ここでは裁判例をアレンジしたCaseを用いて，医師間，他職種間のパターンで考えていきましょう。

Case 23 診療科内カンファでの治療方針決定とその後

大学病院の○○科で今まで誰も経験したことのない，希少癌の患者Aに抗がん剤の治療を行うことになった。

医局長B：それでは，ケースカンファレンスを始めます。

主治医〔研修医〕C：Aさんは，○歳男性。生検を行ったところ××癌と診断されました。全身検索も行いましたが，結果はステージⅢでした。

教授D：××癌ですか。我々の領域ではほとんど症例報告すらないような疾患ですね。C先生は，どのような治療方針を立てましたか？

主治医C：教授にぜひご教示いただきたく，カンファレンスに出させていただきました。

教授D：私も経験がないのでわかりませんね。文献はどうですか？

主治医C：はい。ステージⅢの1例の報告がありました。それによると，XYZ療法というのが奏功したとのことでした。

教授D：Zは副作用が強い薬だから，気をつけて下さいね。当科では初めての症例なので，E先生はC先生の指導をお願いしますね。

指導医E：わかりました。

2日後，主治医Cが提出したプロトコールで治療が開始。

教授回診にて

教授D：Aさん，今日から本格的な治療が開始されましたが，お加減はいかがですか？

患者A：特に変わりありません。

教授D：副作用が出やすいお薬なので心配していたのですが，それはよかったです。頑張って治療しましょう。

---

3 ほかの医療者のミスの影響は？―医師間（研修医・指導医間，同一診療科内，他診療科），他職種の場合

患者A：ありがとうございます。私も心配だったのですが，安心しました。頑張ります。

その後，抗がん剤を連日投与するにしたがって，患者Aの容体は，みるみる悪化していった。本来12日間投与予定であったが，治療は1週間目で中止された。悪化の理由は不明であったが，抗がん剤の知見が豊富な他科に診察を依頼することもなかった。投与中止後も患者Aの容体は悪化し続けた。

主治医C：2日前に抗がん剤の投与は中止したんですが，それでもAさんの容体が思わしくなくて。E先生，診ていただけますか？

指導医E：僕も気になっていて，C先生が調べてくれた文献をもう一度確認してみたんだよね。そうしたら，抗がん剤は連日投与じゃなくて週1投与を12回。つまり，3カ月間で行う治療だったんだよ。

主治医C：えっ？

指導医E：先生，確認してなかったの？

主治医C：確認したんですけど，"weekly"って，シューイチってことですか？　何分，英語が苦手で……。

その翌日，患者Aさんは亡くなった。

▶ Focus Points

上席になるほど責任はより重い

● 医師間の役割・責任分担

　本Caseは，実際に刑事事件化した裁判例をアレンジしています。関わっていた主治医C，教授D，指導医Eがすべて有罪になっています。教授Dは実際の治療への関与が薄いことを理由に最高裁[*1]まで上訴しましたが，

[*1]　最高裁　平成17年11月15日

「具体的な治療計画を把握し，監督すべきであった」との高裁の判断は覆らず，管理者として責任を問われています。

　診療科内で入院患者の治療方針をカンファレンスで決めていくのは，日常的な光景です。本Caseで特徴的なのは，本診療科領域では希少疾患であり，診療科内で治療経験がある医師が誰もいなかったことです。それ自体は十分ありうるので，治療経験があるほかの医療機関や，他科に転院させるといった対応はよくあることです。しかし，大学病院であったためか，そのような対応は行われず，当該診療科で治療を行う選択をしました。そうであれば，最高責任者自ら，もう少し具体的に治療内容を把握・管理すべき義務があったとされています。

　別事件ですが，大学病院の心臓外科で行われた大動脈弁置換術の事前説明を，執刀医である教授ではなく，主治医で助手の医師が行ったことについて，大学病院と執刀医を相手取って起こされた訴訟では，裁判所は，「主治医が説明をするのに十分な知識，経験を有している場合には，主治医に説明をゆだね，自らは必要に応じて主治医を指導，監督するにとどめることも許される」としています。任せられるかはその人の経験値によって異なり，必ずしも教授が何でも自分でしなければいけないということでもないことがわかります。

Case 23　まとめ

- チーム医療では立場と役割に応じた責任を問われる
- ミスを犯した医療者の経験値や役割によって他のメンバーの責任は変わってくる
- チームの経験値が少ないほど，上位者の責任は重くなる

Case 24 指導医の指導とその責任範囲

指導医A：Cさん，熱が下がらないみたいだね。培養出してたよね。結果出た？

研修医B：あ，まだ確認してません。（電子カルテを開きながら）えっと……あれ，○○菌が出てます。

指導医A：じゃあ，薬変えなきゃだめだね。この場合は，何を使うんだっけ？

研修医B：●●です。

指導医A：ご名答！　さすがB先生，よく勉強してますね。この薬，使ったことありますか？　使うときの注意点は？

研修医B：使ったことあります。△△の副作用と体重によって，用量調整が必要なことです。

指導医A：完璧だね。今日からさっそく1週間分処方しておいてね。

研修医B：わかりました！

研修医Bは医薬品集を確認し，患者Cの体重を調べ，電子カルテから臨時処方した。薬剤師Dが処方箋を確認。その通りに薬を調剤し，薬剤師Eが監査して，薬剤は病棟に届いた。

その日を境に，患者Cの容体は日に日に悪化し，意識レベルも低下。3日目には昏睡状態に陥った。

看護師F：B先生，3日前からCさんの容体がどんどん，悪化してきています。考えてみたら，●●の投与が開始されたときからなんですよね。変だと思って，カルテを見てみたら，前に使っていた患者さんと比べて量が多いんじゃないかと思うんですよ。

研修医B：●●は体重によって用量が違ってくる薬なので，体が大きなCさんは，当然多くなりますよ。

看護師F：それでも体重が5倍ってありえますか？　子どもと大人じゃないんですから。ありえないですよね。

研修医B：（医薬品集をめくりながら）えっ，そんなはずないと思うけど。

医薬品集を確認したところ，誤って隣のページを参照していたため，5倍量投与していたことが判明。患者Cは亡くなった。

▶ Focus Point

研修医の単純ミスと上級医の責任

　本Caseも裁判例[*2]をもとにしています。Case 23（p97）とは異なり，指導医Aの責任は問われていません。その理由として，一般的な治療法であり，その内容を研修医Bも把握しており，参照箇所を間違えたという単純なミスだったということが挙げられます。

　もうひとつ事例[*3]を紹介します。現在でいう専攻医くらいの年次の医師が，脊髄造影検査を行うにあたって，使用禁忌の造影剤を自ら準備して使ってしまい，患者が死亡した事案です。検査を行った医師は当該病院での脊髄造影は初めてでしたが，他院で当該検査の経験が10例以上あったことから，検査を指示した指導医の責任は問われていません。また，薬剤を注入する際に，介助していた研修医がアンプルをカットしていますが，その研修医の責任も問われていません。

　これらの事案の対比から，基本は，医師チーム内の知識，経験に基づいた役割分担が想定されており，経験値が十分でない者に担当される場合には，上級者の責任になる傾向が強いと理解できます。

Case 24　まとめ

● 指導医の責任は，研修医の経験値によっても変わってくる

[*2]　東京地裁　平成23年2月10日
[*3]　東京地裁　平成27年7月14日

3　ほかの医療者のミスの影響は？ ─医師間（研修医・指導医間，同一診療科内，他診療科），他職種の場合

Case 25 診療科間，医師と看護師での役割と責任の分担

看護師Aは，自身が所属する胸部外科病棟の手術患者甲乙の2名を，同時に手術室に連れて行った。

看護師A：本日手術予定の，甲さんと乙さんです。申し送り事項は，甲さんは僧帽弁置換術…（中略）…乙さんは肺癌…（中略）…です。よろしくお願いします。
看護師B：患者甲さんは手術室10，患者乙さんは手術室2です。甲さん，乙さん，おはようございます。手術室看護師のBです。よろしくお願いします。

患者乙：よろしくお願いします。
看護師B：（手術室10担当看護師R10に向かって）甲さんです。よろしくお願いいたします。
看護師R10：おはようございます。甲さんですね。
患者乙：（頷きながら）はい。
看護師R10：それではご案内しますね。

手術室2担当看護師R2が登場。

看護師B：乙さんです。よろしくお願いいたします。
看護師R2：おはようございます。乙さんですね。担当看護師のR2です。ご案内しますね。

手術室10にて

麻酔科医D：甲さんですね。
患者乙：（頷く）

102　5章　裁判事例などからみた紛争の考え方

麻酔科医D：昨日お会いした麻酔科のDです。本日はよろしくお願いします。それでは麻酔をかけていきますね。

麻酔が導入され，執刀医Eが経食道エコーを行う。

麻酔科医D：（昨日とは雰囲気が違うので本当に甲さんかどうか不安になり）Bさん，病棟から甲さんが手術室におりているか念のため確認して下さい。
執刀医E：（経食道エコーで逆流が少ないことを不安に覚える）

数分後 ──────────────────────────────

看護師B：病棟に確認しましたが，甲さんは手術室におりているそうです。
主治医F：この胸の感じ，甲さんで間違いないって。
麻酔科医D：（主治医の言葉を信じて）そうですね。失礼しました。
執刀医E：（胸をなでおろしながら）それでは甲さんの僧帽弁置換術を開始します。よろしくお願いいたします。
一同：よろしくお願いいたします。

手術室2にて ──────────────────────────────

麻酔科研修医G：乙さん，それでは麻酔の準備をしますね。背中から管を入れるので，横向きになっていただけますか？　背中のテープ，剥がしますね。

麻酔科研修医Gは処方について記憶がなかったが，カルテなどを確認することなく，患者甲の背中に貼られていた硝酸イソソルビド貼付剤を剥がし，硬膜外麻酔を行った。その後，麻酔導入が終わった頃，主治医Hが手術室に入室し，手術開始。

3 ほかの医療者のミスの影響は？ ─医師間（研修医・指導医間，同一診療科内，他診療科），他職種の場合 　103

開胸後 ―――――――――――――――――――――――

主治医Ｈ：（肺気腫がひどく，ＣＴのイメージと違うことに違和感を覚える）

2つの手術が終了し，病棟に帰室した際に，患者甲と患者乙が，入れ替わっ
て手術されたことが判明。

▶Focus Point

取り違いが発生した後の過程に知らずに関わった場合の責任

　このCaseも実際の裁判例[*4]をモデルにしています。1999年に発生し
た事案なので，患者識別のためのリストバンドなどは装着されておらず，
手術室への入室時には，患者に鎮静薬が投与されていたなど，現在とかな
り異なる点はあります。この事件は，日本の医療界に衝撃を与え，患者確
認の重要性が再認識され，対策が進められる契機になりました。

　看護師の患者取り違いに端を発していますが，まずは外科と麻酔科とい
う診療科を越えた責任の分担を検討し，看護師との関係は後述します。

　それぞれの立場を考えると，医療者の視点からは理解できる部分が多い
のではないでしょうか。しかし，裁判資料から振り返った場合，気づける
はずのポイントがかなりあり，それがセーフティーネットにならなかった
ことが悔やまれる事案でした。

　一審では，関係した医師のうち，執刀医Ｅ（診療科長，教授）には，手術の
最高責任者として最も重い責任が課されました。疑問を呈した麻酔科医Ｄ
は一審では無罪となりましたが，二審では医師5人すべてが同じ責任に問
われました。それに対し，麻酔科医Ｄが不服として上告しましたが，二審
の結論は覆りませんでした。

　手術という場面を想定した場合，特に麻酔科医は，周術期のみの関わり

――――――――――――――――――――――――――――――――――

[*4]　最高裁　平成19年3月26日

104　　5章　裁判事例などからみた紛争の考え方

しかないため，患者の同定について主治医に「間違いない」と言われれば納得してしまう気持ちはよくわかります。また，患者は帽子を被っていたり，挿管されて麻酔がかかっていたり，覆布がかかっているなど，普段とは違う状態です。当日の手術予定によっては主治医や執刀医の入室タイミングが異なり，確認を怠りがちです。また，確認ステップ（確認する人）が多いと，個々の確認者が異常に気づく確率が下がることが実証されています。他人任せにせず，リストバンドなどできちんと確認することが重要です。

● タスク・シフト/シェアについて

　医師の働き方改革を補完するという観点から，医師でなくてもできる業務を医師以外が行えるようにするタスク・シフト/シェアが進められています。たとえば，看護師の特定行為は，ほんの一部の例ですが，末梢からの中心静脈カテーテル挿入，褥瘡の壊死組織の除去，気管カニューレ交換など，以前と比べ診療の補助として相当侵襲的な行為が認められています。診療放射線技師は，造影剤やRI投与のための静脈路確保が認められました。

　「医師の働き方改革を進めるためのタスク・シフト/シェアの推進に関する検討会」において，医師以外の医療専門職種も，それぞれの職域ごとに医学的判断および技術に関連する内容を含んだ専門教育を受け，一定の能力を有していることを前提に，医師の指示のもと，職種ごとに診療の補助として実施可能な業務を各資格法に定めることにより，その定められた範囲内で医行為を実施することができるとされています[*5]。

　また，これらの行為を独立して行うには，それぞれ定められた研修などを新たに受ける必要があり，その資格要件を満たした者のみ，実施が認められています。そのため，無資格者がこれらの行為を行わないよう，資格確認を徹底する必要があります。加えて，技術の研鑽も求められていますので，資格維持向上のための研修を受けられる環境の担保などが施設管理

[*5] 厚生労働省：医師の働き方改革を進めるためのタスク・シフト/シェアの推進に関する検討会　議論の整理（https://www.mhlw.go.jp/content/10800000/000720006.pdf）

者の責任として求められる可能性もあります。

　また，実際に業務実施にあたる個人の能力の範囲内で実施できるか否かは，医師の医学的判断が必要とされています。これは，Case 23, 24（p97, 100）の裁判例でも指摘されている，医師間の役割分担でも考慮されるべき，知識，経験と同じ要素と言えます。

● タスク・シフト／シェアにおける医師の指示
── 具体的指示と包括的指示

　前述の検討会では，具体的指示（指示を受けた者が裁量的に行う必要がないようなできるだけ詳細な指示）と，包括的指示（指示を受けた者が患者の状態に応じて柔軟に対応できるように，医師が患者の病態の変化を予測し，その範囲内で指示を受けた者が実施すべき行為について一括した指示）があり，特に包括的指示がタスク・シフト／シェア推進に有効とされています。その際，患者の状態を適切に把握した上で，医師と関係職種で事前に合意されたプロトコルを定めておくことなどが，タスク・シフト／シェアを推進する上で非常に重要です。

Case 24：薬剤師と医師の役割分担の検討

　Case 24の最大の特徴は，調剤および監査に関わった薬剤師とDとEが，疑義照会義務違反として責任を問われた点にあります。処方を間違ったのは医師であって，薬剤師は医師の処方通りの調剤をしており，その点において薬剤師らがミスを犯したわけではありません。

　責任を問われる根拠として，薬剤師法の疑義照会義務[6]が争点になりました。そもそも，医師と薬剤師は，専門職としてそれぞれの業務を独立して行うという医薬分業を定め，相互のダブルチェックを行うことで，医薬品の適正使用を法律上制度化しています。疑義照会は，その実効性を担保するための具体的行動として定められたものです。裁判所は，薬剤師は，

＊6　薬剤師法24条「薬剤師は，処方せん中に疑わしい点があるときは，その処方せんを交付した医師，歯科医師又は獣医師に問い合わせて，その疑わしい点を確かめた後でなければ，これによって調剤してはならない」

調剤を行う際に処方箋中に疑義があった場合，処方医に疑義を確かめてから調剤を行う注意義務があるとしました。また，処方監査を行った薬剤師についても，同様に処方箋の内容についての疑義を確認する義務があるとしたのです。

● 他職種のミスとその責任の範囲
—タスク・シフト/シェアにおける注意点

タスク・シフト/シェアの導入にあたり，関係する医療職の法令の改正が行われたもの，法改正を伴わずに行われているもの，いずれもあります。Case 24の事例は，近時の働き方改革に伴うタスク・シフト/シェア以前の事案ですが，責任分担の考え方は参考になります。すなわち，有資格者によって行われるべきことが，法令等の根拠をもって定められている場合には，それに付随する責任も発生するということです。

医師の指示と責任の関係性 (Case 25)

数ある医療職の中でも，医師と看護師は協働する場面が最も多いです。法律[7]に定められた通り，医師の指示に基づくことが前提になっているため，看護師が最終実行者になることが多いです。医師の指示が正しければ看護師のミスの責任が医師に及ぶことはあまり多くないのですが，本Caseは，看護師が患者確認を怠ったという，単純ミスが発端となって，関わったすべての行為者が責任を問われました。

職種間の関わり方によって，責任の所在も変わってきます。今後，タスク・シフト/シェアで役割が拡大していく中，その範囲を逸脱していた場合や，そもそも医師の指示によらずに行ったような場合，医師は責任を負わず，実行者のみが責任を負う場面もありえます。逆に，医師の指示が不明確であった場合，範囲の逸脱を証明しづらくなるため，医師も責任を問われる可能性もあります。したがって，指示を明確化しておくことが非常に重要です。

---

[7] 保健師助産師看護師法第37条

▶ Don't Miss Point

　本Caseは患者を確認するという，最も基本的なことが行われていなかった，ということが重視された結果と言えます。また，関わったすべてのスタッフに事件の発生を防止できるチャンスがあったことに鑑み，疑問を抱いて指摘しただけでは注意義務を果たしたことにはならない，ということも理解しておく必要があります。

Case 25　まとめ

- チェック者が多いと異常に気付く確率が下がる場合がある
- 指示に違和感を覚えたら直接確認する勇気を
- 指示の内容で責任の所在も変わる場合がある

5章 裁判事例などからみた紛争の考え方

4 なぜ，病院で起きる転倒・転落，誤嚥による窒息は医療事故なのか

KEY WORD →
- 誤嚥
- 窒息
- 転倒
- 転落
- 医療事故
- アセスメント
- 記録
- 説明

なぜ，知らなきゃマズイ

　転倒・転落や誤嚥・窒息は，誰にでも何処でも起きますが，高齢者では特に転倒による重篤な損傷や，誤嚥による窒息が起こりやすくなります。高齢化が進むわが国では，入院患者の年齢層も高齢化しているので，これらに関するトラブルも増えています。

　一般に，入院すると環境や食事の形態が変わりますから，転倒や誤嚥はより発生しやすくなります。環境適応力が低下している高齢者ではなおさらです。そうであるにもかかわらず，転倒・誤嚥が病院で発生すると，医療事故として扱われ，家族から非難されることが少なくありません。訴訟に発展している事案も少なからずあります。訴訟にまで発展する背後には「自分が付き添っていれば容易に防げた。専門職がいたのになぜ防げなかったのか」という気持ちがあるのでしょう。訴訟においても，その延長線上で医療機関に不利に判断されてしまう場合もあります。

　ただ，裁判例を振り返ってみると，評価およびその対策が適切に行われ，記録されていれば，医療機関の責任が否定され，裁判で勝てる可能性は高まります。しかし，たとえ勝ち筋の事件であっても，裁判で勝つためには

長い時間と多大な労力が必要です。

　訴訟をするかどうかは，患者やその家族が決定します。期待を裏切られた，という感情が訴訟に駆り立てるのです。特に難しい医療行為でもなく，単に「食べ物を喉に詰まらせていました」で心肺停止となってしまったのでは，不信感を抱くなというほうが無理でしょう。事前評価がされ，リスクが高いと判断されれば，事前に説明しておくことで，過剰な期待を和らげられる場合もあります。理解を示さない人も少なくないでしょうが，少なくとも突然の驚きを緩和する効果はあります。それによって，患者およびその家族が心の準備ができるので，無用な紛争，訴訟の回避にもつながります。

　なお，2015年から開始された医療法上の医療事故調査制度においても，転倒・転落や誤嚥・窒息は，医療（療養）の提供による事故として位置づけられています。しかし，事故調査制度の届出対象の医療事故の該当性判断には，同時に，当該事故を「予期」できたかという要素が含まれています。すなわち，発生の可能性をアセスメントし，その結果に基づき，必要な防止措置を行っていたかが医療事故届出対象となるかの重要な判断要素になります。

　療養上のケアは，看護師に任せがちですが，本来，アセスメントに基づく食事形態の選択や，行動制限といった防止措置は，医師の指示によって行われるべきものである点を，記録も含めて今一度確認する必要があります。

● 転倒・転落

　転倒・転落をなくすには，完全に動かないようにするしかないですが現実的ではありません。高齢者介護領域においては，厚生労働省から，2001（平成13）年に「身体拘束ゼロへの手引き～高齢者ケアに関わるすべての人に～」[1]，2024（令和6）年に「介護施設・事業所等で働く方々への身体拘束廃止・防止の手引き」[2]が出ており，板挟み状態です。もっとも，厚生労働省の手引きにおいても，切迫性，非代替性，一時性のすべての要

件を満たすときには，身体拘束を許容しています。

　医療機関は介護施設ではないので，手引きの適用はありませんが，裁判になった場合には，手引きに記載されている切迫性，非代替性，一時性の3要件での判断枠組みが用いられることが多いので，理解しておく必要があります。

　裁判例をみても，抑制したことが違法とされた事案，反対に抑制しなかったことが違法とされた事案の双方があり，非常に判断が難しい状況です。

---

*1　厚生労働省：身体拘束ゼロへの手引き〜高齢者ケアに関わるすべての人に〜（https://www.ipss.go.jp/publication/j/shiryou/no.13/data/shiryou/syakaifukushi/854.pdf）

*2　厚生労働省：介護施設・事業所等で働く方々への身体拘束廃止・防止の手引き（https://www.mhlw.go.jp/content/12300000/001248430.pdf）

Case 26　ミトンによる拘束に違法性はないと判断

80歳，転倒骨折で入院。入院当時は歩行困難であったが，徐々に回復し，つかまり立ちができるようになった。せん妄がみられ，夜間に頻回にナースコールを繰り返すようになった。

ある夜，興奮状態が治まらず，ナースステーション近くの個室に移したものの，ベッドから起き上がろうとする動作を繰り返したため，両手をミトンでベッド柵に括り付けた。患者は抵抗し，右手首の皮下出血および下唇に擦過傷を生じた。約2時間後，入眠を確認し，抑制を解除して，もとの部屋に戻した。

▶Focus Point

一時性と判断の記録が重要な要素

最高裁の判例[3]をもとにしています。拘束したことの違法性が争われ，一審では医療機関が勝訴しましたが，二審では，切迫性や非代替性がないとして，患者側の訴えを一部認めました。最高裁では，アセスメントが小まめに行われ，拘束時間も眠るまでの2時間と短かったことから違法性はないとして，病院側が逆転勝訴となりました。この判例で，裁判でも，前記3要件で判断されることが確立しました。

Case 26　まとめ

● 拘束自体が問題なのではなく，その妥当性とその記録が重要

---

[3]　最高裁　平成22年1月26日

Case 27　居室で倒れた状態で発見。転落防止義務違反はないと判断

76歳男性，透析を行っていた患者A。午前3時にドスンという音がしたため看護師が見に行ったところ，ベッドの通常座っている側とは反対側に倒れている状態で発見。発見時，意識はなく，誰も目撃していないため，どのような状態で倒れたのかは不明。

すぐに医師が診察し，頭部を打撲した形跡があり，救命措置およびCTを行った。外傷性硬膜下血腫，脳挫傷，くも膜下および脳内出血，脳室内穿破によるmidline shiftがみられ，治療の甲斐なく，午前7時死亡。

遺族B：転落して最悪の結果になったのはこんなに高いベッドに寝かせていた病院の責任ですよね。

医師C：誰も落ちた瞬間を見ていませんが，倒れていた側には，ベッド柵があったので，ベッドから落ちたのではないと思われます。

遺族B：じゃあ，歩いていて転んだというのですか。ベッドから起き上がったときにわかるセンサーがある，と言ってましたよね。ついこの間も，転んだと言っていたし，センサーをつけていなかった病院のミスですよね。

師長D：私たちも患者さんの転びやすさを個別に評価して，できる限りの対策をしています。Aさんは，もともとモニターがお嫌いで，何をつけてもすぐにご自身で外してしまったんですよ。離床センサーも検討したのですが，ベッド柵のない手前側に足を下ろして座られていたのでセンサーをつけると過剰反応してしまうので，つけることができませんでした。

遺族B：そんなの，責任逃れの言い訳よ。センサーをつけないなら，せめて，転んでも大丈夫なように何か対策しておくべきでしたよね。何もしないから，こんなことになっちゃって。せめて，もっと見回りしていれば。こんなひどい病院に入院させたことが，亡くなった主人に申し訳なくて，後悔しかないわ。

4　なぜ，病院で起きる転倒・転落，誤嚥による窒息は医療事故なのか　　113

医師C：目撃者はいませんが，大きな音がしてすぐに駆けつけているので，倒れてすぐ発見されたと推測されます。すぐにCTを撮ったのですが，出血がひどく，手の施しようがない状態でした。脳出血が起きていて，立ち上がって室内を移動中に転倒した可能性もあります。透析されている方は，頭の出血が起きやすいので……。大変残念ながら，いずれにせよ救命は難しかったと思われます。

遺族B：そんなの言い訳に決まってるわ。訴えてやるから！

▶ Focus Point

予見可能性の立証には日ごろの観察とアセスメントの記録が重要

　転倒リスクの初期アセスメントならびに，状況変化に応じた再評価も行われ，徐々に，転倒リスクスコアが上がっていた事案でした。倒れていた位置から，ベッドからの転落の可能性はないので転倒であると判断されました。当該患者は2週間前の日中に一度転倒歴があったものの，夜間は通常，睡眠薬を飲んで寝ていたため，2カ月に及ぶ入院期間中，夜間に起きて動き回ることはありませんでした。会話にあるような，注意義務違反が主張されましたが，歩き回った場合に，転倒の可能性があることは予測できたとしても，「夜間動き回って転倒するという状況を具体的に予測することはきわめて困難であった」として，転倒防止義務違反はないと判断されました。また，転倒リスクスコアが上がってきていましたが，その内容は，本件転倒に直接結びつく項目ではないと判断されています。

　本Caseの判決文[4]で注目に値するのは，人員配置に対し，「四六時中観察し続けることが不可能であることは言うまでもない」としている点です。裁判において不可能を強いられることはありません。ただし，客観的に証拠で立証できなければいけません。日ごろの観察及びそのアセスメントや状態変化の状況について，記録の有無で結果が左右されることもある

---

[4]　広島地裁　平成26年3月26日

ことに留意が必要です。

　ほかにも類似の事例がありますが，アセスメントが適宜行われること，および評価に見合った対策が実践されたことが記録に残っていると評価された事案は，おおむね医療機関が勝訴しています。一方で，アセスメント上，歩行には付き添いが必要と判断され，実際に付き添っていたにもかかわらず，付添者がほかの用事で離れてしまった隙に患者が転倒した事例や，小児のベッド柵がない，または十分な高さで固定されていない状況で小児が転落したような事例は，患者側が全面的に勝訴しています。

Case 27 まとめ

- 裁判所も完全な理想論のみで判断しているわけではない
- 適切な評価とその記録があれば裁判でも理解を得やすい
- 逆に，必要と思われることがされていないと裁判では不利となる

4　なぜ，病院で起きる転倒・転落，誤嚥による窒息は医療事故なのか

Case 28　ICUでベッドから転落し，転落防止義務違反が認定

26歳男性，急性呼吸促迫症候群（acute respiratory distress syndrome：ARDS）でICU入院。一時は，ショックバイタルになり，鎮静下（プロポフォールとミダゾラム）に昇圧薬を投与しつつ，人工呼吸器管理。

ICDSC 5点，安全ベルトを装着。Aライン挿入のため，一時的に安全ベルトを外したところ暴れ出し，4人がかりでも直ちに制止することが難しい状態。その後，鎮静薬が増量され，RASS-3，ICDS 3点。

家族が面会し，筆談ができる程度まで回復。家族が帰宅後間もなく，体温が41℃を超え，ショックバイタルとなったため，輸液をポンピングしたところ，やや安定し，問いかけに対して反応する程度。

鎮静薬がデクスメデトミジンとフェンタニルに変更。RASS-1から−2程度で推移。ベッドは4点柵，両手はミトン固定。ナースコールは置かず，離床センサーは設置されず。看護師が患者に，この状態で大丈夫か尋ね，患者はうなずいたことを確認し，退室。

当時，室外にいたスタッフのいずれからも死角になり，患者の様子は見えない状態。患者が1人になった8分後，ドスンと大きな音がしたことから駆けつけると，患者はミトンをすり抜け，安全ベルトを外して身体抑制を解除し，ベッド柵を乗り越えて転落し，頭部を床面に強く打ちつけた状態で発見。気管内チューブは抜かれ，ベッドにチューブ類が散乱。

外傷性くも膜下出血，脳幹挫傷，頭蓋骨骨折で，ほぼ脳死状態と診断。その約3カ月後，敗血症性ショックで死亡。

▶Focus Point

ICUでは最大限の配慮を求められる

近時，話題になった最高裁判例[*5]をベースにしています。一審では予見可能性がないとして医療機関が勝訴しましたが，二審では不穏行動を起こしていたことから予見可能であり，①離床センサー設置，②ナースコール

配置，③見守り要員配置，のいずれかの対策を行うことで回避可能であったとして，病院側が逆転敗訴し，最高裁でも判決は覆りませんでした。

医療者としては，ミトンのすり抜けを予測することは困難なので③の対策は現実味がないと思いますが，①②は実施可能なので，ご参考にしてください。

ICUについては，過去にも，抑制帯を装着せず，ベッドから転落した事案で，病院側が敗訴しています。ほかの病棟に比べると，切迫性が高いと評価されやすいと考えておいたほうがよさそうです。

● 誤嚥・窒息

紛争になった場合には，嚥下機能および認知機能を正しく評価し，それに見合った食事形態を選択し，必要な観察・介助を計画し，実行に移すというシンプルな行動を実践し，記録に残していたか，ということが判断要素として重視されます。

現在配置が求められている職員数と病院の設備では，患者1人1人の食事に医療者が常に付き添うことはできないことは自明です。医療機関としては，そのような前提のもとに，患者の状況に応じて判断し，優先順位をつけざるをえませんが，事故は思いがけず発生します。

端的なことを言えば，窒息しないためには口から固形物を食べさせないということになります。しかしそれでは，患者が本来もっている機能を妨げる・失わせるなど，QOLが下がる結果になってしまいます。そのため，限られた人員配置の中で，患者の機能を最大限維持することが求められます。

Case 28 まとめ

- ● 評価→正しい対策を確実に記録しておくことが裁判では重視される
- ● ICUではより慎重な対応が当たり前と考えられる点を理解する

＊5 高松高裁 令和4年6月2日，最高裁 令和5年2月10日

4 なぜ，病院で起きる転倒・転落，誤嚥による窒息は医療事故なのか

Case 29 術後のレベル低下時の誤嚥・窒息の事案

90歳代，咀嚼・嚥下機能に問題のない患者。

術後5日目でJCS（Japan Coma Scale）が3とやや低下。前日も摂食状況に問題ないと判断されていたため，通常の食事が出されたが，食事中に誤嚥・窒息した。窒息後1分以内に吸引が開始されたが，低酸素脳症となる。蘇生時に吸引したところ，気道からパンの大きな塊が出てきた。

パンは誤嚥しやすく，誤嚥すると膨張して気道閉塞をきたしやすいことから，食事介助を行わなかったこと，パンを細かく刻まずに与えたことが不適切であったとして，家族から賠償金を求められた。

▶ Focus Points

状態変化に応じた食事形態の変更の重要性

　実際の裁判例をもとにしています。前日の食事状況から，「嚥下機能に問題はなかった」と判断されましたが，「意識レベルがJCS 3と軽度低下しており，パンを細かくちぎって食べなければならないと自ら判断できない状況にあったため，パンを喉に詰まらせない大きさにちぎっておく，ないし，大きな塊のまま食べようとした際にはそれを制止するなど，適切な食事介助義務があったにもかかわらず，それに違反した」と認定されました。

　ほかにも介護施設において，家族から食べ物を細かくして与えてほしいとの要望を受けていたにもかかわらず，通常の形態のままパンを与え，気道閉塞を起こした事案についても介護施設側の責任を認めています。

　咽頭リンパ節腫大で気道狭窄のある小児に食事をさせる際や，入れ歯を入れずに食事をするなど，通常より気道閉塞のリスクが高い事案について，見守りの義務があるとしています。ちなみに，家族が持ち込んだヨーグルトを，家族がいるところで食べて誤嚥した事案については，病院の責任を否定しています。

　転倒と比較すると，誤嚥は医療機関の責任が認められる事案が多いで

す。四六時中観察し続ける必要がある転倒に対して，食事は時間的に限られている点，および食事形態を工夫することで防止できる可能性がある点が異なるのかもしれません。とはいえ，食事は多くの患者が同時に短時間でとりますので，介助人員の確保は容易ではありません。入院すれば当日から食事の提供を行わなければなりませんので，事前のリスク評価，およびそれに見合った食事形態の選択が重要です。

Case 29　まとめ

- 誤嚥は転倒と比べると医療者側の責任が問われやすい
- 高齢者の食事形態選択は慎重に

4　なぜ，病院で起きる転倒・転落，誤嚥による窒息は医療事故なのか

● COLUMN

医療と法律のケースの違いに着目したリスクマネジメント

　医事紛争の件数について，正確な統計はありませんが，多くは裁判に発展することなく，示談で解決しています。裁判になった事例について，最高裁判所の統計によると，半数以上は，判決に至ることなく和解で解決していることがわかります。裁判で判決が出た事例は，話し合いで解決できなかった極端な事例であって，標準的なものではありません。しかし，話がこじれにこじれて，出るところに出たら，このような結果になりますという，極端なシナリオです。

　判例が云々としばしば言われますが，私は，下級審（特に地裁）の裁判例は，症例の一例報告のような位置づけととらえています。ただし，最高裁の判例は，位置づけが異なっていて，後のほかの裁判の判断基準となる場合がありますので，医学に置き換えると，診断基準のような存在ととらえることができます。ただし，症例と判例には，決定的な違いがあります。それは，医療は時間的制約のある中での現在進行形であるのに対し，法律判断は結果がわかった状態から過去を振り返る作業である点です。そこには，記録の存在が不可欠です。現在進行形の医療では，将来に向かって記録を残すことで，法的リスクを軽減することができます。

6章

悩ましいシーン：
ガイドライン，医療倫理などの適用場面

6章 悩ましいシーン：ガイドライン，医療倫理などの適用場面

1 場面別，人生最終段階の治療方針の決め方について

KEY WORD
- 意思決定支援
- ACP
- 人生会議
- 人生最終段階
- 終末期
- 意思表示

なぜ，知らなきゃマズイ

　超少子高齢化時代を迎え，家族をはじめとした人間関係も多様化してきました。罹患する疾患や発症年齢も変化し，その治療法の選択肢も多様化してきています。また，患者の治療への関わり方も，まな板の上の鯉と評された時代から大きく変化し，治療法の選択も含めてより主体的になってきました。しかし，同時に，高齢化による認知機能低下により，自ら判断することが難しくなるといった問題も発生しています。

　これらの問題を解決するために，意思決定支援のための各種ガイドラインが発出されています。これらのガイドラインの内容を把握し，適切な意思決定支援のもとに治療を行うことは，説明責任を果たすためにもとても重要なことです。さらなる超少子高齢化時代に向けて，患者の死亡により相続が発生することから，生前疎遠だった関係性の薄い相続人と身近な非相続人との利害対立が発生することも想定されるのです。

　医療現場においても，死が差し迫らない状況で，患者自身が自分の終焉を考える機会をつくっておくことが必要です。家族が多様化する現代において，自分らしさを貫き，かつ，残された家族の無用な争いに巻き込まれるのを防ぐことにもつながります。

● **法律やガイドラインの動向**

　まず，治療のための説明および意思決定に関連する分野には，法律および複数のガイドラインがありますので，まずそれらの成り立ちをみてみましょう。厚生労働省によって，2003年にカルテ開示のみならず，インフォームドコンセントや情報提供を拒みうる場合など，診療情報全体の提供方針に関する原則論を幅広く示した「診療情報の提供等に関する指針」[*1]（以下，診療情報指針）が発出され，旧来の方針から，情報の積極的な提供へと大きく舵が切られました。

　法律面では，その4年後の2007年の第5次医療法改正において，医療者の説明責任も明記されました[*2]。そのほかの厚生労働省関連では，同年，治療の終焉が近づいた場面についての「終末期医療の決定プロセスに関するガイドライン」[*3]（以下，終末期GL）が定められ，2018年にアドバンス・ケア・プランニング（advance care planning：ACP）の概念を付け加え，現行の形である「人生の最終段階における医療・ケアの決定プロセスに関するガイドライン」（以下，プロセスGL）に改訂[*4, 5]されました。

---

*1　厚生労働省：診療情報の提供等に関する指針の策定について［医師法］．平成15年9月12日，医政発第912001号（https://www.mhlw.go.jp/web/t_doc?dataId=00tb3403&dataType=1&page%20No=1）

*2　医療法第1条の4第2項「医療を提供するに当たり，適切な説明を行い，医療を受ける者の理解を得るように努めなければならない。」

*3　厚生労働省：終末期医療の決定プロセスに関するガイドライン（https://www.mhlw.go.jp/shingi/2007/05/dl/s0521-11a.pdf）

*4　厚生労働省：人生の最終段階における医療・ケアの決定プロセスに関するガイドライン（https://www.mhlw.go.jp/file/04-Houdouhappyou-10802000-Iseikyoku-Shidouka/0000197701.pdf）

*5　厚生労働省：人生の最終段階における医療・ケアの決定プロセスに関するガイドライン　解説編（https://www.mhlw.go.jp/file/04-Houdouhappyou-10802000-Iseikyoku-Shidouka/0000197702.pdf）

同じ年に，認知症関連の「認知症の人の日常生活・社会生活における意思決定支援ガイドライン」[*6]（以下，認知症GL）も発出されています。

この間，学会レベルでは2012年老年医学会から，同学会が2001年に出していた「高齢者の終末期の医療およびケア」に関する立場表明が改訂され，2019年に「ACP推進に関する提言」[*7]に更新されています。

● 法律やガイドラインの内容

診療情報指針において，「情報提供（説明）を受けるのは患者」という大原則が示されて，現在においても一貫しています。ただし，「『知らないでいたい希望』を表明した場合には，これを尊重しなければならない」としています。また，「未成年者等で判断能力がない場合には，診療中の診療情報の提供は親権者等に対してなされなければならない」と，判断能力がない場合は，代わりの者に情報提供（説明）が行われることとされています。

この診療情報指針の原則のもと，そのほかの各ガイドラインは，応用編の位置づけです。たとえば，プロセスGLは，「人生の最終段階のことを考える人」，認知症GLは，「人生の終焉時期にかかわらず，認知症により医療に関する意思決定に支援が必要になった人」など，特定条件下で活用されます。プロセスGLは，「どのような状態が人生の最終段階かは，本人の状態をふまえて，医療・ケアチームの適切かつ妥当な判断によるべき事柄です」とし，がんの末期や，慢性疾患の急性増悪，老衰などが例示されています。日頃から本人に対して，人生の終末が近づいた際の意思を確認しておくことを基本とし，それができない場合には，医療チームによる決定を行う，というコンセプトをとっています。

[*6] 厚生労働省：認知症の人の日常生活・社会生活における意思決定支援ガイドライン (https://www.mhlw.go.jp/file/06-Seisakujouhou-12300000-Roukenkyoku/0000212396.pdf)

[*7] 日本老年医学会：ACP推進に関する提言 (https://www.jpn-geriat-soc.or.jp/press_seminar/pdf/ACP_proposal.pdf)

Case 30 死期は迫っているが，意思表示ができる患者の場合

90歳の患者Aは，肺癌で長期に療養中。

外来にて

患者A：先生，夜寝るときに息苦しいんです。

医師B：聴診しましょう。息を吸って……吐いて下さい。肺のふくらみが少し悪くなっています。胸にお水がたまってきたみたいですね。針を刺してお水を抜くと楽になるので，やってみましょうか。入院が必要です。

患者A：えっ，入院？　針を刺すんですか？　痛そうですね……。でも，息苦しいのが楽になるんですよね。それなら，お願いします。

入院して胸水ドレナージが行われた。

患者A：随分楽になりました。

医師B：それはよかったです。

1週間後

患者A：最近，また少し苦しくなってきて。

医師B：そうですか。また，お水を抜きましょうか。

患者A：ずっと，この状態が続くのですかね。

医師B：そうですね。おそらくそうなるかと……。

スタッフステーションにて

看護師C：先生，Aさん，だんだん，痰も絡むようになって，咳もかなり出るんですよ。吸引の頻度も高くなっています。予後はどうですか？

1　場面別，人生最終段階の治療方針の決め方について　　125

医師B：余命は3から6カ月くらいかな。

看護師C：急変対応の確認ができてないんで，よろしくお願いします。

医師B：そうだったっけ？　それじゃあ，早めに家族を呼んでくれる？

家族との面談 ─────────────────────────

娘D：いつも父がお世話になっております。

医師B：Aさんのご病状なのですが，胸にお水がたまるようになって肺がつぶれてしまうので，息苦しくなるので，お水を抜いているのですが……かなり，急激に進行してきまして，水を抜いても抜いても追いつかない状況になっています。痰の量も増えているので，いつ呼吸が止まってもおかしくない状況です。

娘D：いよいよですか。長く患っていたので，覚悟はできています。

医師B：皆様にお伺いしているのですが，呼吸が止まった際に，どのように対応しますか？

娘D：長く生きてほしい気持ちもありますが，苦しまないほうがよいので，苦しまないようにだけお願いします。

医師B：ご本人には，どのようにお話しましょうか。

娘D：余計な心配をさせたくないので，何も言わないでください。

▶Focus Point

原則論である患者本人の意思を尊重しているか

　　診療情報指針に示されている，情報提供（説明）を受けるのは患者，という大原則に反しています。患者本人があらかじめ，「知らないでいたい希望」を表明しているといった特別の事情がない限り，本人の意思を確認することが原則です。

● 現場の実情

　実際の臨床現場では，意識が清明で意思決定可能な本人抜きで，家族と医師の間で心停止時に蘇生を行うか否かの決定が共有され，実行に移されている場面に一定数遭遇します。なぜ，原則論があるにもかかわらず，家族と医師の間で，勝手に決めてしまうのでしょうか。これは，長年の慣習や，死生観が大きく関わっていると考えられます。

　たとえば，日本では30年くらい前まで，がんの告知は患者ではなく家族にするのが当たり前でした。しかし，徐々にインフォームドコンセントという概念も広がり，現在は，本人に伝えて，治療方針を決めるのが原則です。また，がんという病気の受けとられ方も変わってきました。以前は，がんを宣告されると，死を待つしかないといったイメージの病気でした。しかし，治療の選択肢も増えて，治療成績も向上し，必ずしも死に直結するものではなくなりました。そのため，がんについては，宣告して，治療の選択肢を本人が選ぶ方向に進んでいたと推測されます。しかし，今回のように死が本当に目前に迫った場合には，いまだにそれを伝えることがためらわれる，というのが現状です。本人を慮ってのことと言えば聞こえがよいですが，本当にそうでしょうか。

● 時代の変化とプロセスGL

　確かに，死期の迫った人に，最期の選択をせまることが憚られる気持ちはわかります。しかし，自分の身に置き換えてみてください。死期が迫ってきたことを知らせてもらえれば，会っておきたい人がいたり，やっておきたいことがあったりするのではないでしょうか。加えて，本人以外の意思は複数ありうるので，一本化は必ずしも容易ではありません。仮に，いずれかを採用したとしても，その内容が本人の最善に一致するとは限りません。意思表示可能な本人を抜きにした治療方針決定は，ガイドラインに違反するのみならず，人としての尊厳がきわめて軽んじられているのではないでしょうか。

● Case 30の場合

本Caseは，プロセスGLによれば，本人の意思を直接確認するということになります。しかし，冒頭にご紹介したように，本人抜きで治療方針が決められてしまっています。このような事態は死期が迫ってから初めて意思確認をしなければならない状況に起因しています。

国や民族によって死生観は異なりますが，日本人は正面切って死についての価値観を語ることは少ない民族と言えるかもしれません。しかし，個人の価値観や家族の在り方が多様化してきました。そのような現状をふまえ，プロセスGLでは，「本人の意思は変化しうるものであることを踏まえ，本人が自らの意思をその都度示し，伝えられるような支援が医療・ケアチームにより行われ，本人との話し合いが繰り返し行われることが重要である」と記載されています。このように，気持ちが変化した場合には過去に決めた意思表示を変更することができるのが前提であれば，早い時期から話し合いも行いやすいでしょう。

特に，がんで長期に療養する場合など，時間的余裕があるので，本人の意思が多職種医療者チームを介在させた形で文書化されていれば，後に，自ら意思表示ができなくなったとしても，周囲の関係者が納得できる形で自己の意思を実現でき，周囲の納得感にも資する結果になります。

Case **30** まとめ

- 治療の説明を受けるのは「患者本人」という大原則を再認識
- 差し迫った状況での説明が心苦しくなるので早期からの話し合いを

Case 31 　死期が迫って意思表示ができない患者の場合

末期がんで入院している患者Ｅの意識レベルが低下し，意思疎通できなく
なってきた。毎日，内縁の妻Ｆが見舞いに来る。

看護師Ｇ：Ｅさん，だんだん，寝ている時間が増えてきていました。

内縁の妻Ｆ：そうですね。頷くこともなくなってしまい，私が来たのもわ
かっていないんでしょうね。Ｅは，この病気のことがわかってから，最期は，
余計なことをせずに，自然に逝きたいと申しておりました。

看護師Ｇ：そうなんですね。先生が一度，今後の方針について，ご家族の
方にお話したいと仰ってます。Ｆさんでよろしいですか？　ほかに，どなた
かいらっしゃいますか？

内縁の妻Ｆ：私は，Ｅの先妻が亡くなって，10年間一緒に暮らしてきまし
たが，籍は入っていません。遠方に娘がいると聞いていますが，疎遠で，
一度も会ったことはありません。連絡したほうがよいですかね。

看護師Ｇ：お任せします。

連絡を受けた娘Ｈが来院し，説明の場が設けられた。

医師Ｉ：ずっと，がんで療養されていましたが，先週から，意識レベルが低
下しはじめて，3日前から昏睡状態です。

娘Ｈ：何でこんな状態になるまで，連絡をくださらなかったのですか？

看護師Ｇ：どなたにご連絡されるかをお決めになったのはご本人なので。

娘Ｈ：本人って，意識ないじゃない。きっと，あの女が邪魔してたのよ。
父の財産を狙ってるんだから。

看護師Ｇ：……。

娘Ｈ：今，死なれると困るんですよ。先生，できる限りのことをして，少
しでも長く生きられるようにして下さい。

1　場面別，人生最終段階の治療方針の決め方について 　129

医師 I：ご本人の意向もございますし……。

娘 H：どこの馬の骨かもわからないような人は，出入り禁止にして下さい。

看護師 G：でも，Eさんは，Fさんが毎日いらっしゃるのを楽しみにしておられましたよ。

娘 H：私が法定相続人なんだから，私の意向が優先されるんですよね。

▶Focus Point

終末期は声の大きな疎遠の相続人に注意

● 本人の意思確認ができない場合

　本Caseは，がんの末期としてプロセスGLが適用されます。プロセスGLでは，人生の最終段階が近づくにしたがって，意思の確認が難しくなることを想定しています。そのため，方針決定手続きについて，本人の意思が確認できる場合と，できない場合にわけて書かれています。

　本事例は，意思確認が確認できない場合に該当します。その内容を見ると，「本人の意思確認ができない場合には，次のような手順により，医療・ケアチームの中で慎重な判断を行う必要がある」（表1）とされています。

表1　本人の意思の確認ができない場合

家族等[注1]が本人の意思を推定できる場合	家族等が本人の意思を推定できない場合	家族等がいない場合および家族等が判断を医療・ケアチームに委ねる場合
その推定意思を尊重し，本人にとっての最善の方針をとることを基本とする。	本人に代わる者として家族等と十分に話し合い，本人にとっての最善の方針をとることを基本とする[注2]。	本人にとっての最善の方針をとることを基本とする。

注1：家族等とは「今後，単身世帯が増えることも想定し，本人が信頼を寄せ，人生の最終段階の本人を支える存在であるという趣旨ですから，法的な意味での親族関係のみを意味せず，より広い範囲の人（親しい友人等）を含みますし，複数人存在することも考えられます」とされている。

注2：時間の経過，心身の状態の変化，医学的評価の変更等に応じて，このプロセスを繰り返し行う。

（厚生労働省「人生の最終段階における医療・ケアの決定プロセスに関するガイドライン」をもとに作成）

これを前提にすると，内縁の妻は，法的な関係はなくとも，人生の最終段階を支える存在として「家族等」ととらえることができます。しかし，それだけで，法律的に優位な地位にある親族が引き下がるとは限りません。現場では，両者の板挟みになって，誰の意向に従えばよいのかわからなくなって，混乱することも経験されます。

● 備えとしてのACP（advance care planning）

プロセスGLでは，人生の最終段階における医療・ケアの在り方として，適切な情報の提供と説明がなされ，本人が，多専門職種の医療・ケアチームと話し合って決めた方針に従い，医療・ケアを進めることが最も重要であると謳っています。その上で，さらに，本人が自らの意思を伝えられない状態になる可能性があることから，家族などの信頼できる者も含めて，本人との話し合いを繰り返すことの重要性を強調しています。

すなわち，これが，人生の最終段階の医療・ケアについて，本人が家族らや医療・ケアチームと事前に話し合い，決定するACPです。「人生会議」の愛称で呼ばれ，啓発活動が行われています。2020年度の診療報酬改定で，地域包括ケア病棟の施設基準として，適切な意思決定支援に関する指針の策定が盛り込まれるなど，実現に向けた動きも開始されています。

● 本人の意思を明示する方法

プロセスGLでは，家族の構成や役割も大きく変化していることをふまえ，自らの意思を推定する者として，本人が前もって定めておくことの重要性も示しています。実務的には，説明をしてほしくない家族らがいる場合には，本人がそれも明示しておくことも重要になります。なお，話し合った内容は，その都度，文書にまとめておくことが必要とされています。

● 本人の意思が文書で存在する重み

患者に対する家族らの思いは，それぞれ異なります。本人が明確に意思表示をできる間は，それが扇の要となって均衡が保たれています。しかし，

1 場面別，人生最終段階の治療方針の決め方について

ひとたび，その要が役割を果たさなくなると，バラバラになることはしばしば経験されます。特にそれぞれに悪気があるわけではなくとも，家族はそれぞれが別個の意思や利害関係をもっていますから，食い違ってきても無理はありません。

　そのような場合には，本人の明確な意思が記載された書面が最も威力を発揮することは論を待ちません。ちなみに，書面による死後の意思表示としては，遺言という法律上の強力な制度があります。それに値するとまでは言えませんが，ACPも診療報酬上，位置づけされましたので，一定の効果は期待できます。特に，多職種の会議を経て，当事者ではなく，第三者によって記録されている点は，客観性が担保されやすい書面と言えます。

　たとえば，日本尊厳死協会に入っている場合には，自筆で本人の要望が書かれた書面を作成していることが多いですから，そのような書面が示されれば，本人の意思がわかりやすいので，医療者を含め，関係者はそれを尊重するのが通常です。本Caseのように，家族関係が複雑な場合，内縁の妻Fさんが，推定意思として本人の意思を伝聞で伝えるよりも，本人の意思が文書化されていた方が，疎遠で関与の薄かった実の娘Hさんに対するインパクトは強いので，効果的です。医療チームも私的な争いに巻き込まれず，本人の意向に沿った治療の提供に専念できます。

　きちんとした文書で残っているに越したことはありません。しかし，日常診療が忙しいと，手続きを整えて文書化するまで手が回らないことは想像に難くありません。日常会話のやり取りの片鱗が日々の記録に残っているだけでも，本人意思の推定に役立つ客観的所見になりえます。本Caseのように，家族関係が複雑な場合は，記録の効果は高まります。その点に配慮することで，家族らとの無用な争いの波及を避けられる場合もあります。

Case 31 まとめ

- 医療者は家族任せになりがちなので，説明をしてほしくない家族等がいる場合には本人に事前に明示してもらうことが重要
- できるだけ本人に文書にしてもらうと説得力が増す
- 明確な意思表示でなくとも日々の患者とのやりとりが根拠になることも

Case 32　突発事故による意識不明の場合

> 30歳代の患者Jは，バイクを運転中に交通事故に遭遇。救急隊の臨場時は心肺静止状態であったが，搬送中に心拍は再開。午前2時，K病院へ救急搬送された。人工呼吸器が装着され，病状はやや安定しているが依然，昏睡状態。頭部CTを施行。

救急医L：CTの結果はどうでしたか？

研修医M：レポートによると，高度虚血の状態です。

救急医L：どのくらいの時間，心静止の状態だったのかわかりますか？

研修医M：救急車は10分以内に臨場してはいるようですが，正確にはわかりません。

救急医L：それでは，脳波検査をしましょう。

研修医M：わかりました。

脳波検査を施行。

検査技師N：脳波はflatですね。

救急医L：やはりそうですか。M先生，ご家族に連絡できそうですか？

研修医M：搬送時の所持品には，身元がわかるものはないそうです。

救急医L：それでは，連絡は難しいですね。夜間なので，行政へ身元の調査をお願いするのも無理ですね。

● 救急領域の終末期ガイドライン

　本Caseのような，突然，死と隣り合わせになった場合については，日本集中治療医学会から2011年に「集中治療領域における終末期患者家族のこころのケア指針」[*8]が，2014年には，日本集中治療学会，日本救急医学会，日本循環器学会の3学会から合同で「救急・集中治療における終末期医療に関するガイドライン〜3学会からの提言〜」[*9]（以下，合同GL）が出されていますので，これに従って考えていきます。

合同GLは，救急・集中治療における終末期を，「集中治療室等で治療されている急性重症患者に対し適切な治療を尽くしても救命の見込みがないと判断される時期」と定義し，判断基準として，以下などを挙げています[*8]。

(1) 不可逆的な全脳機能不全（脳死診断後や脳血流停止の確認後などを含む）であると十分な時間をかけて診断された場合
(2) 生命が人工的な装置に依存し，生命維持に必須な複数の臓器が不可逆的機能不全となり，移植などの代替手段もない場合
(3) その時点で行われている治療に加えて，さらに行うべき治療方法がなく，現状の治療を継続しても近いうちに死亡することが予測される場合
(4) 回復不可能な疾病の末期，例えば悪性腫瘍の末期であることが積極的治療の開始後に判明した場合

● 合同GLによる方針決定

　プロセスGL同様，患者本人の意思，推定意思の順で検討することになっています。その順番では意思決定ができない場合の選択肢には，家族らと十分に話し合い，患者にとって最善の治療方針をとることを基本とする原則を示した上で，家族らが積極的な対応を希望するか，延命治療中止を希望するか，医療チームに判断を委ねるか，の3パターンに分類しています。本Caseは家族にコンタクトできない状況ですので，上記には該当しません。

　救急医療においては，容易にこのような状況に陥ります。合同GLでは「本人の意思が不明で，身元不詳などの理由により家族らと接触できない場合」は，「延命措置中止の是非，時期や方法について，医療チームは患者

[*8] 日本集中治療医学会：集中治療領域における終末期患者家族のこころのケア指針（https://www.jsicm.org/pdf/110606syumathu.pdf）

[*9] 日本集中治療医学会：救急・集中治療における終末期医療に関するガイドライン～3学会からの提言～（https://www.jsicm.org/pdf/1guidelines1410.pdf）

にとって最善の対応となるように判断する」とされています。したがって，暫定的には，医療チームが方針を決することになります。

なお，特に家族が積極的治療を望む場合については，「医療チームは患者，および患者の意思を良く理解している家族や関係者に対して，患者の病状が絶対的に予後不良であり，治療を続けても救命の見込みが全くなく，これ以上の措置は患者にとって最善の治療とはならず，却って患者の尊厳を損なう可能性があることを説明し理解を得る」ように推奨されていることが特徴的です。

● 合同GLで示される延命中止の選択肢

合同GLでは，具体的な延命中止の選択肢として，現在の治療を維持する（新たな治療は差し控える），減量する（すべて減量する，または一部を減量あるいは終了する），現在の治療を終了する（すべてを終了する），あるいは，これらのいずれかを条件つきで選択する，などが考えられるとされています。

また，それらを実際に適用する対象の具体例として，生命維持装置，血液浄化の終了，人工呼吸器の設定や昇圧薬などの投与量変更，心停止時に心肺蘇生を行わない，と例示されていますので，これらを参考に方法を選択することになります。

● 記録の重要性

さらに，合同GLにおいては，別途「救急・集中治療における終末期医療に関する診療録記載について」という項目が設けられ，記録内容について詳細に定められています。記録に際しては，合同GLを参考に詳細な記録を残すことが強く推奨されます。

Case 32　まとめ

- 不慮の事故で意識不明の場合の意思決定は合同GL[*9]に従う

6章　悩ましいシーン：ガイドライン，医療倫理などの適用場面

6章 悩ましいシーン：ガイドライン，医療倫理などの適用場面

2 このような手術は続けてよいのでしょうか？ ──クリニカルガバナンスとプロフェッショナリズム

KEY WORD
- 医療過誤
- 医療事故
- 事故調査
- クリニカルガバナンス
- EBM
- ガイドライン

なぜ，知らなきゃマズイ

　医療者は，医療の不確実性は避けがたく，難易度が上がれば，その結果もより不確実性は高まると知っています。しかし，そのような知識がない人にとっては，ほかで断られる難しい手術だということはわかっていても，その手術を受けてくれるということは，特にリスクの説明をされなければ，結果も含めて保証してくれると考えます。治療の困難性を強調すればするほど，結果的に患者の治療機会を奪ってしまうという考えは理解できます。しかし，困難であればあるほど，事前にリスクを正しく説明することは重要です。

　危険性が高くとも，患者はその危険を納得の上，手術を希望する場合もあるでしょう。しかし，悪い結果に終わった場合，仮に説明を受けていても，判断に十分な情報が説明されていなければ，患者は騙されたと思うでしょう。また，このような状況の場合，法的には有効な同意とはならない可能性もあります。

　十分な情報が提供されたというためには，推奨される治療手段の危険性も含めた客観的な情報が必要です。客観的な情報を提供するためには，標準的な成績と比べた自身や自施設の治療成績を把握する必要があります。

特定の医師の治療成績が標準よりも明らかに劣っていたり，そもそも，標準的治療法から大きく逸脱した，適応がない治療などが行われていたりすることを，管理者が漫然と放置することは，医師としての倫理に反するものです。過去に，このような事件がスキャンダル化した医療機関の信頼は失墜し，保険医療機関の資格を剝奪されるなど，経済的にも大きな打撃を受けました。このようなことを黙認して繰り返してはいけません。

Case 33　不審死が続く手術の告発

報道機関に，実名で以下のような告発文が届いた。

「私が麻酔科医として勤務する××病院では，小児の心臓手術が多数行われ
ています。7年前に移ってきた2人の医師がペアで行っている特殊な手術
があるのですが，その死亡率が高いと感じていたので，その手術が始まっ
てから約7年分の症例を調べたところ，約55％の患者が死亡していること
がわかりました。その医師たちが来る前は，別の医師が別の術式で手術を
行っていて，成績はもっと良かったように記憶しています。心配だったの
で，病院の管理者に直接伝えました。しかし，彼らは有名な心臓外科医で，
難しい症例なのだから問題ない，と取り合ってもらえませんでした。
このままでは，幼い命がさらに失われると思い，いてもたってもいられず，
このような文書をお送りしました。ぜひ，取材して，真相を解明して下さい。」

▶Focus Point

深刻な内部通報の放置が外部通報を招いた

　本事例は，英国で社会的に大きなインパクトを与えた事案をベースにし
ています。1990年にブリストル王立小児病院で実際に告発されたにもか
かわらず，管理者によって放置されましたが，1995年頃から，報道機関
も巻き込み，社会問題化しました。1998年にようやく医道審議会に相当
する英国の機関で取り上げられ，手術を行っていた2人の医師は，手術が
禁止され，併せて放置していた病院管理者も責任を問われました。本事案
を契機に，英国では国家の責任として医療の改革が行われました。

　クリニカルガバナンスは，必ずしも国家権力の裏づけを前提とするもの
ではありませんが，英国においては，国家の免許制度とリンクして導入さ
れたため，医療従事者に対して強い拘束力を有する形のシステムが確立し
ました［詳細は後述の「英国のシステム」(p142) 参照］。

2　このような手術は続けてよいのでしょうか？ ──クリニカルガバナンスとプロフェッショナリズム

● 治療成績のとらえ方

特定の医師の治療成績が芳しくないと感じた経験がある医療者は，少なからずいると思います。患者は1人として同じではないので，その治療成果も患者の状態に即して評価されるべきです。一見，特定医師の治療がいつもうまくいかないように感じていても，難しい症例が集まってきている可能性もあります。

医師は，治療について専門家として一定の裁量が認められています。しかし，医療行為の多くは，資格がない者が行えば，傷害罪に問われてしまうようなことなので，何をやってもよいわけではありません。原則的には，治療の目的をもって妥当な手段を用い，患者の同意がある場合のみ，法律上，正当な行為として容認されます。

しかし，医療は，その専門性の高さから，提供者である医師の裁量が大きく，長らく提供者の主観に委ねられてきました。そのため，提供された内容が妥当であるかの客観的判断は，あまり積極的には行われていませんでした。もし，医師が自分の技量を過信し，自らの技量よりも難易度の高い治療に挑んで失敗を続けているとしたら，妥当な手段と言えるのでしょうか。また，経験豊富な医師が難しい症例の治療を行う場合であっても，危険性がなくなるわけではありません。

● 一般人は結果の保証を当然と考える

私の中学校時代の友人から聞いた話が，医療者と一般人の手術についての受け取り方の違いをよく表しているので紹介します。

友人の母親は，地元の大学病院をはじめ，主だった医療機関で手術を断られ，手術をしてくれるという病院をやっとの思いで探しあて，遠方から治療に赴いたそうです。結局，術後，意識が一度も回復することなく亡くなったそうです。それに対して友人は，母親が手術に前向きで，やっとの思いで手術してくれる医師を探しあてたのだから，それによって，手術を諦めることはしなかったと思うが，「責任云々と言うつもりはまったくないけど，先生，自信ないなら，先に言っといてほしかったぁ」と言ってい

ました。

　私は，友人が考える医師の自信とは，手術が成功する，つまり結果を保証するという感覚で使うのだと衝撃を受けたので，この言葉を忘れることができません。

　ここからは，想像ベースにはなってしまいますが，執刀医も結果を保証するとは言わなかったと推測します。しかし，リスクについて，話をされたのに理解できなったのか，忘れてしまったのか，はたまた，話すらなかったのか，知る由もないですが，自信がなさそうに聞こえる話，すなわち，成功を妨げる方向のリスク等の話は記憶に残っていないということは分かります。

　「大学病院を含む多くの医療機関で断られた手術」ということからは，手術適応がなかった，あるいは，リスクがベネフィットを上回る状況だったと推測するのが合理的です。友人は，「事前にこのような結果になる可能性を知っていても，母親の手術を受ける決断は変わらなかったと思うが，そうであれば本人・家族とも手術に臨む覚悟が違った」と悔やんでいました。真摯にリスクとベネフィットを説明することの重要性を改めて感じました。

● やらないという決断をするとき

　患者が特定の治療法を求めるにもかかわらず，医師が治療を行わないという決定をすることがあります。主な要因は，大きくわけて2つあります。ひとつは，技術的には治療可能であっても，得られる利益に比して不利益が大きいため治療すべきではないと考える場合です。具体的には，その治療の危険性が高かったり，最終的に生命予後は改善しない場合です。もうひとつは，治療は行ったほうがよいと考えていても，自分の経験や技量あるいは施設の設備などが十分ではないので，自ら行うことが適当ではないと判断する場合です。後者について，どのように考えたらよいでしょうか。

● 客観的に医療技術を評価する

　一般論として，技術には，習熟するために多くの知識・経験を要するものがあります。技術によっては，時間をかければかけるほど技術が向上するわけではなく，同じ経験値でも，到達できるレベルは人によって異なります。天性か努力は別として，神業のような治療を成功させる技術を会得する者もいます。そのため，自分でできなければ，患者に十分に説明し，希望があれば専門家に紹介することもできます。

　しかし，自分の技量を客観的に見きわめられる力量が問われます。Case 33の事案は，このような力量を欠いた医師による行為とも言えるでしょう。

　また，患者が希望する最新設備は備えていないけれど，旧来の自施設で治療可能な場合，どのように情報提供をするかという問題もあります。

● 英国のシステム

　クリニカルガバナンスは，診療の質を維持するためのシステムですが，継続的な診療技術向上の大前提として，診療実績を定量的把握し，患者に良質な医療を届けることが最終目的です。前述のように，英国ではもともと個々の医師の倫理観に任せていたところ，腐敗を招いてしまった反省から，クリニカルガバナンスが国家により提供される医療制度に組み込まれました。「クリニカルガバナンスとは継続的なNHS（National Health Service 英国の医療制度）のサービスの質向上と，優れた臨床ケアを着実に提供し続けるための環境作りを通じて高い臨床の質のスタンダードを確保するための枠組みのことであるとし，その実効性を保つため，良き診療を促進し，悪しき診療を防ぎ，容認できない診療に介入する」とされています[*1]。

　具体的には，医師の免許更新において，①知識，技術および成果，②安全，質，③コミュニケーション，パートナーシップおよびチームワーク，

[*1] GOV.UK：Clinical governance（https://www.gov.uk/government/publications/newborn-hearing-screening-programme-nhsp-operational-guidance/4-clinical-governance）

④信頼維持，の4項目について，国家機関による審査が行われます。その審査には，自己申告，所属機関および同施設で働くスタッフのみならず，患者その他の第三者も含めた多面的評価が行われます。

　まず，①の治療成績については，継続的専門職能開発（Continuous Professional Development）プログラムにより，知識・技術のアップデートが強く求められています。わが国の生涯学習制度のように単に講習会の受講により認められるわけではなく，実際に行われた治療が，疾患ごとに，件数のみではなく，アップデートされた標準的な治療法が選択されているか，その成果について，検査値の改善や術後経過，退院後の再入院期間など，患者のデータが客観的にモニタリングされています。また，悪しき診療行為やその懸念の通報窓口も設置されています。全医師について，データがとられているため，そのような結果を総合して，極端にパフォーマンスが悪ければ，改善を求められます。

　また，②〜④のいわゆるノンテクニカルスキルも，審査にあたって非常に重要視されています。特にサービスの受け手である患者について，その尊厳を保ちつつ，患者の健康維持に努めることが明確に記載され，それを担保する手段として，患者からの評価も審査項目に加えられています。犯罪歴のみならず，酒癖などの人間性も含め，社会的評価も加味されるそうです。英国の医療はほぼ国営ですから，医師資格の付与・更新，医療機関への報酬支払いといった根幹部分に直接反映され，実効性を保っています。平たく言えば，これらすべての要件を満たさない医師は，国家権力をもって診療から強制排除されるということです。なお，ほかの国々でも，強弱はありますが，治療成績が診療報酬の支払額に反映されるなど，いろいろな形でクリニカルガバナンスを取り入れた公的介入が行われています。

● **日本の現状**

①特定機能病院の現状

　わが国でも英国に遅れること約15年，2014年に本事例類似の事案が某大学病院で告発されたことを契機に，厚生労働大臣によるタスクフォー

スが立ち上げられ，2016年に特定機能病院の承認要件が見直されました。その内容の一部に，ガバナンスという表現がありますが，前述のように個々の医師のパフォーマンスを定量的に審査するクリニカルガバナンスとはやや方向性が異なるものです。各施設に監査機関を設置し，組織運営を監査するなど，いわゆる組織運営のガバナンス方法であるコーポレートガバナンスの理論に重きを置いた考え方が主体です。適用範囲も特定機能病院という一部に限定されています。

②法規範とクリニカルガバナンス

　　わが国のように法律などで規定されていない場合，クリニカルガバナンスをどのように考えればよいのでしょうか。法律で禁止されなければ，何をやってもよいのかという問題と似ています。そもそも，法律は一般に義務と権利（やってよいこと，やってはいけないこと，やらなければいけないこと，など）を国家が定めたものです。多くは，無秩序な状況に困って何らかのルールが必要とされてから，後追い的に言葉を用いてつくり上げられてきたものです。したがって，社会情勢の変化に法律が現状に追いついていない無法地帯が必ず存在します。

③法的強制力とは

　　たとえば，守秘義務について考えてみましょう。医師や助産師には，刑法で以前から守秘義務が定められています。しかし，刑法に看護師は記載されていません。保健師助産師看護師法（保助看法）には，制定当時に定められていなかった看護師の守秘義務の条項が2001年に追加され，現在に至っています。追加前の状態であっても，多くの看護師は，「自分たちには法的義務がないから，職業上知りえた情報を自由に漏らしてよい」とは思っていなかったでしょう。それは，なぜでしょうか。医療者として自分が職業上扱う情報には，患者が他人に知られたくないと思っている情報が多く含まれていることを経験的に知っているからです。とはいえ，他人の秘密が機微に触れるものであればあるほど，それに興味をもつのも人の性です。そして，そこを思いとどまらせるのが，専門家としての倫理観です。しかし，倫理観は法的義務を規定したものではないので，守るか否か

は，個人に任せられることになります。法律で定めたほうがより強くコントロールできると考えられた結果，条項が追加されたのでしょう。

④専門医制度の位置づけ

英国のようにクリニカルガバナンスが国家の免許制度とリンクして整備され，「容認できない診療に介入する」システムが定められていれば，非専門医が専門医にしか許可されていない治療を行うと，場合によっては資格を剥奪される可能性があるので，あえて挑戦する医師はほとんどいないでしょう。

日本には，個別の医師の技能を管理するための制度として，専門医制度がありますが，法律で定められた制度ではありません。あくまでも，医師の資質を向上されるための，専門家団体主体の自主的組織の認定資格として位置づけられます。専門医の申請は基本的に自己申告制であり，認定者である学会などには強制調査権限はありません。そのため，すべての治療結果などが第三者によって厳密にモニタリングされているわけではありません。他方，麻酔科標榜医や精神保健指定医は，法律の根拠があります。ここ数年来，精神保健指定医の不正申請問題に関連して，指定医取消処分の取消を求める訴訟が複数提起されたことをご存知の方もおられるでしょう。これらは厚生労働大臣が指定しているので，その資格を争うためには厚生労働大臣に対して訴訟提起をすることになります。

● クリニカルガバナンスとEBM（evidence based medicine）

法律がないことを放任しているわけではありません。WHOや各国の行政，学会など様々なレベルで，医療の結果を定量的にとらえ，比較し，標準化することで不確実性を下げようとするのが，1991年に提唱されたEBMです。

エビデンスは，標準化された形で医療が患者に還元されることが最も重要です。そのためには，専門家（プロフェッショナル）が経験を集積し，継続的なアップデートをして，診療ガイドラインにおいてClinical Questionに当てはめていきます。それゆえ，継続的な知識・技術のアップ

2　このような手術は続けてよいのでしょうか？ ──クリニカルガバナンスとプロフェッショナリズム　145

デートを求めるクリニカルガバナンスとの親和性がよく，重要な要素にもなっています。

　そもそも，専門家（プロフェッショナル）とは何でしょうか。古典的なプロフェッションは，16世紀の欧州で確立された概念です。「公言する」という意味の動詞"profess"に由来し，神に対し「倫理を守り，品位を損なわないことを宣誓する」ことが語源だそうです。現在ではプロフェッショナルという言葉は，高度の専門職としての広い意味合いでとらえられていますが，当時は，医師，法律家，宗教家の3つの専門職に限定されていたそうです。クリニカルガバナンスは，医療プロフェッショナルの倫理観が現代的に具現化したものとも言えます。自らを律して高めていくことがプロフェッショナルとしての使命であり，たとえ法律の定めがなくとも，むしろ法の強制がないからこそ，高い倫理性が社会から期待されていることを，今一度自覚する必要があります。

　現在の日本には，個々の医師の治療成果を直接審査する公的制度はありません。しかし，医療の結果は不確実なので，ひとたび悪い結果が発生してしまうと，現在の標準治療から逸脱していたことがクローズアップされます。この場合，法的紛争では，過失という烙印を押されてしまう危険性が高まるので，日頃から高い倫理観をもって自らのプロフェッショナリズムを継続的に維持・発展させることが重要です。

Case **33**　まとめ

- 多くの国々で採用されているクリニカルガバナンスを英国の制度を通じて理解する
- 現在，日本では個々の治療成績を評価する公的仕組みはない中で，個々の医療者がどの様に診療の質を担保するのか
- だからこそ訴訟などから自分で自分の身を守るために「記録」がより重要

7章

個人情報，プライバシー保護

7章 個人情報，プライバシー保護

1 これって守秘義務違反？ ──知っておくべき，個人情報の扱い

KEY WORD
● 個人情報保護法
● 守秘義務
● 匿名化
● 第三者提供
● 黙示の同意
● 医療の提供に必要

なぜ，知らなきゃマズイ

皆様ご承知のように，個人情報については，それを保護するための法律[*1]があります。法律の大原則は，本人に利用目的を提示して，利用の同意を得て，その範囲内で利用するということです。ただし，同意が不要とされる例外もあります。

医療情報は，個人情報の中でも機微に触れる情報なので，法律においても，慎重な配慮が求められる要配慮個人情報に分類されています。私が院内弁護士として経験した中でも，お問い合わせ，ご相談の件数が多いことからも推測されますが，いろいろな場面で情報の扱いが心配になるという方が多いのではないでしょうか。

相談を受けていて最も気になるのは，「氏名やIDを削除したら，匿名化されているので，個人情報ではない」という考え方です。法律では，「その情報に含まれる内容から生存する特定の個人を他の情報と容易に照合することができ，それにより特定の個人を識別することができるもの」が個人情報とされています。マイナンバーやパスポート番号のほか，指紋や

＊1　個人情報の保護に関する法律（個情法）

148　7章　個人情報，プライバシー保護

DNA塩基配列などの生体情報は，氏名などが入っていなくてもそれだけで特定の個人を同定できるので個人情報です。病院では，名前やIDを消しても，病名や診療履歴といったカルテ情報と照合すると，多くの場合，患者情報のほとんどが照合できるので，診療情報はほとんどが個人情報に該当します。

● 個人情報のガイダンス

　厚生労働省が，個人情報保護委員会と合同で，医療介護領域の個人情報の取扱いに特化した「関係事業者における個人情報の適切な取扱いのためのガイダンス」[*2, 3]（以下，医療ガイダンス）を出しています。実際の現場に即したＱ＆Ａもあり，参考になります。その内容を理解していないと，思わぬトラブルに巻き込まれることがありますので，注意が必要です。

　法律の枠組みは，個人情報を扱う事業者に遵守義務が課されています。医療機関の場合は，事業者イコール病院に管理責任があります。病院は，従業員が適切に個人情報を取り扱っているか，管理する義務を負っています。悪質な違反には，事業者，従業員とも刑事罰も定められています。

[*2] 厚生労働省：医療・介護関係事業者における個人情報の適切な取扱いのためのガイダンス（https://www.mhlw.go.jp/content/001235843.pdf）

[*3] 厚生労働省：「医療・介護関係事業者における個人情報の適切な取扱いのためのガイダンス」に関するQ&A（事例集）（https://www.mhlw.go.jp/content/001235845.pdf）

Case 34　患者データの紛失

医師Ａが自宅作業のため，乳癌患者の氏名が入った手術前後の写真や病歴情報の記録されたUSBメモリを持ち帰った。車上荒らしに遭いカバンごと盗まれたことが，後日，ニュースで報じられた。USBメモリは見つからなかったが，データが流出した様子もなかった。

患者Ｂ：乳癌で診療を受けているＢです。ニュースを見ましたが，私のデータも流出したのですか？　手術部位の写真も入ってるんですよね。
職員Ｃ：お調べしますね。IDとお名前をお願いできますか。後ほど，ご連絡いたします。

確認後，電話 ─────────────────────

職員Ｃ：Ｂ様でしょうか。
患者Ｂ：はい。
職員Ｃ：お待たせして申し訳ありませんでした。今回のデータ流出に関して，お調べしたところ，Ｂ様のデータも含まれているとのことでした。
患者Ｂ：病院の管理はどうなってるんですか。ただでさえ，乳癌で不安なのに。何の謝罪もなく，いきなりニュースで知るなんて。私から連絡しなかったら，どうするつもりだったの？
職員Ｃ：現在調査中でして，もう少し事実関係がはっきりしてからご連絡を差し上げる準備をしているところでした。
患者Ｂ：報道機関には知らせてるのにですか。患者を何だと思ってるの。
職員Ｃ：申し訳ありません。

▶Focus Point

漏えいしたのは個人情報か？

7章　個人情報，プライバシー保護

本Caseでは，病院の従業者たる医師が，患者情報の入ったUSBメモリを紛失しています。氏名が入っているので，個人情報保護法による保護の対象になる情報です。仮に氏名やIDを削除していたデータでも個人情報に該当しますので，個人情報としての管理が必要です。

　車上荒らしという点では，医師も被害者ではありますが，そもそも，従業員において利用目的を逸脱し，事業者において適切な安全管理が行われていなかったと言えます。本Caseでは，報道によって患者が個人情報の流出を知ったという設定ですが，後に法律が改正され，現在では，患者の病歴を含む情報（要配慮個人情報）が漏えいした場合には，たとえ1件であっても，本人への通知および個人情報委員会への報告が義務化[4]されましたので，個人情報取扱事業者（病院）は，それらに対応する必要もあります。

　個人情報取扱事業者は，安全管理措置が法律[5]で義務づけられているので，物理的に持ち出せないような措置や，従業員に対する正しい個人情報の利用・管理方法の教育・研修などを行わなければなりません。電子カルテにUSBメモリを直接つないで患者情報を持ち出せないように，物理的な措置をしている病院は少なくないでしょう。しかし，デジタルカメラで撮った臨床写真やビデオなどの映像情報は，厳格に管理していない場合があるかもしれません。患者情報と結びついていれば，それも個人情報に該当してしまうので，他の個人情報同様，無許可の個人的持ち出し禁止を周知徹底する対応が必要です。

　情報の漏洩が実際に発生していた場合には，置き忘れた医師だけでなく，容易に情報を持ち出すことができる状況にしていた事業者（病院）も管理責任を問われる可能性があります。現に本Caseは，事業者の管理責任が問われた裁判例をモデルにしてます。

---

[4]　個情法26条
[5]　個情法23条

1　これって守秘義務違反？──知っておくべき，個人情報の扱い　　151

● モデルとなった裁判例[*6]

　裁判では，病院が患者の個人情報を適切に管理しなかったために，患者の臨床写真を含む個人情報を院外に流失させ，精神的を負わせたとして，30万円の損害賠償が認められました。ちなみに，本件では，理論的には医師を訴えることも可能ですが，医師は訴えられていません。また，当該USBメモリにはほかの患者データも入っていたようですが，この事案では1人の患者のみが訴えています。

Case 34　まとめ

- ● 個人情報の持ち出しは厳禁と再認識する
- ● 施設の管理者は個人情報の取り扱いについて周知・管理を徹底する

＊6　東京地裁　平成25年3月28日

Case 35　個人情報の第三者提供

以下の①から⑤のCaseでは，診療情報の提供にあたって，患者に同意を得る必要があるか？

①：D病院から，患者Eの診療についての問い合わせの書類が，担当医Fのもとに届きました。担当医Fは，患者Eの紹介状の返書を書き忘れていたと思い，カルテを確認しましたが，紹介状は見つかりませんでした。

②：院内カンファレンスに外部の医師も参加します。症例の提示を予定しており，患者氏名を消したサマリーを配布し，説明する予定です。サマリーに書ききれない検査所見や画像は，電子カルテから直接プロジェクターで投影する予定です。

③：院外の看護学部の実習生を受け入れることになりました。実習生は，患者を直接担当し，そのカルテの内容等も確認します。参加した学生は，実習で担当した患者のケアについて，レポートを提出することが求められています。

④：専攻医Aは，〇×学会の専門医資格を取得するために，同学会のデーターベースに20例の症例登録が必要です。症例を登録するにあたって，症例のサマリーを作成し，指導医の承認を得てますが，患者氏名は消去します。ただし，〇×学会の応募要項には，症例について疑問点がある場合に，問い合わせを行う場合があると書かれているので，患者IDを控えておく必要があります。

⑤：交通事故で受診した患者の加害者の損害保険会社から，担当医に対し，患者の委任状とともに，受診状況の報告書の交付を求める書類が送られてきました。

⑥：数年前に入院していた高齢の患者について，入院当時の認知機能について確認を求める内容の弁護士法に基づく照会状が弁護士会から送られてきました。担当医は，入院当時，本人や家族からは，弁護士の話は聞いたことはなく，どういう状況なのか分かりません。

1　これって守秘義務違反？ ——知っておくべき，個人情報の扱い　　153

▶ **Focus Point**

黙示の同意と患者への医療の提供に必要か

● 医療現場における要配慮個人情報の扱い

　病歴のような要配慮個人情報は，通常の個人情報に比してより慎重に取得する必要があることから，取得するときに，一定の例外を除き，情報取得にはあらかじめ利用目的を提示し，取得することが義務づけられています。また，取得した個人情報を他の事業者（病院も含む）に提供する場合には，原則事前同意が必要です。

　しかし，厚生労働省の医療ガイダンスでは，<u>患者への医療の提供に必要な利用目的の範囲内</u>という限定を付した上で，院内掲示などによる公表を行い，「患者から<u>明示的に留保の意思表示がなければ，患者の黙示による同意があったものと考えられる</u>」という，事前同意とはかけはなれた解釈が示されています。これは，医療の提供を申し込んでいるのだから，それに必要不可欠な個人情報の利活用については，毎回同意を取らなくても，診療の申し込みと同時に同意しているという考えです。

　ただし，患者への医療の提供に必要な利用目的の範囲内と見なされる内容は，具体的に示されており，病院の内部利用，健康保険事務関連，医療連携など，対象が患者への医療の提供に直接必要不可欠な利用目的に狭く限定されています。たとえば，実習などの教育目的は，患者の診療に直接関係がないので，利用目的として公表してあっても，事前同意が必要です。なお，研究目的は，個情法上の同意は求められていませんが，研究倫理指針[*7]に従った同意手続が必要です。

＊7　文部科学省，他：人を対象とする生命科学・医学系研究に関する倫理指針（https://www.mext.go.jp/lifescience/bioethics/files/pdf/n2373_01.pdf）

● 医療機関からの照会 (case 35①)

　医療機関からの照会に応じる情報提供は，ガイダンスに他の医療機関などからの照会への回答との記載があるので，院内掲示をしておくことで黙示の同意があったとみなすことができる類型です。

　しかし，事例集[*8]の解説によると，他の医療機関等への情報の提供について，黙示の同意の要件にさらに，<u>「患者の傷病の回復等を含め」</u>という加重条件をつけています。「原則として黙示による同意が得られている」とされていますが，「<u>傷病の内容によっては</u>，患者の傷病の回復等を目的とした場合であっても，個人データを第三者提供する場合は，あらかじめ本人の明確な同意を得るよう求められる場合も考えられる」としています。

　「<u>患者の傷病の回復等を含めた患者への医療の提供に必要</u>」という視点で考えたときに，患者の紹介とともに情報を送る場合や，現在，患者が治療中の医療機関から求められて診療情報を提供する場合（図①）は，患者が問い合わせを受けた医療機関で治療していたことを，問い合わせた医師に伝えていることが前提になりますので，患者への医療の提供に必要な情報と考えられます。したがって，黙示の同意があったと考えることができます。

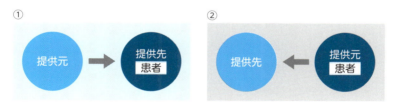

図 患者の所在と情報提供の方向性

[*8] 厚生労働省：「医療・介護関係事業者における個人情報の適切な取扱いのためのガイダンス」に関するQ&A（事例集）．各論Q2-5（https://www.mhlw.go.jp/content/001235845.pdf）

医療機関間での情報提供の方向に関する注意点

　患者の紹介を受けた医療機関に対して，治療経過のフィードバックを行うことが習慣化していますが，これは必ずしも患者の将来の治療に関して役立つわけではありません。診療の経過によってはその内容を知られたくないということもありえます。紹介状を持参する場合，基本的にそれに対する返事は，特別の患者の意思表示がない限り，院内掲示によって許容されると考えられます。しかし，紹介状の持参なく来院した患者の前医と称する医師から問い合わせが来た場合（図②）には，いくら前医であっても，患者自身，その医師への情報提供を想定していない場合があります。したがって，事前承諾を得て情報提供を行うことが推奨されます。実際，患者に確認すると，何からのトラブルを抱えているなど，提供を希望しないことがありますので，注意が必要な類型です。

● カンファレンスでの利用 (case 35②)

　患者の治療方針等を決めるためのカンファレンスであれば，患者への医療の提供に必要なので，黙示の同意の対象となりそうです。事例集[*9]には，「医療・介護関係事業者内部の利用であり，利用目的が既に公表されていれば，改めて本人の同意を得る必要はありません」「できる限り氏名等を消去するなど，必要最小限の利用とすることが望ましい」とされています。しかし，「医療・介護関係事業者の職員以外の者が症例検討会に参加する場合」には，事例集においても，「当該検討会で利用する患者の個人情報を『第三者提供』することになるため，原則として，あらかじめ患者本人から同意を得る必要があります」とされていますので，注意が必要です。

識別可能性と個人情報該当性について

　事例集[*10]には，「個人情報に含まれる氏名等の特定の個人を識別するこ

[*9]　厚生労働省：「医療・介護関係事業者における個人情報の適切な取扱いのためのガイダンス」に関するQ&A（事例集）．各論Q4-8，Q4-9
（https://www.mhlw.go.jp/content/001235845.pdf）

とができる記述等を削除してそれ単体では特定の個人を識別することができないように加工した場合や，顔写真について，一定のマスキングを行ってそれ単体では特定の個人を識別することができないよう加工した場合でも，他の情報と容易に照合することができ，それにより特定の個人（患者・利用者等）を識別することができる場合には，当該情報と合わせて全体として個人情報に該当します」とされています。

カンファレンスなどは，たとえ症例のまとめを個人情報を外して作成していたとしても，院内で使用している電子カルテや医療画像をプロジェクターで投影するのであれば，通常，名前も投影されますので，個人情報と判断されます。

事例集には，匿名加工情報*11である場合は，第三者提供可能である旨，記載されていますが，法令で厳格に要件が定められており，医療現場で慣行的に使われている匿名化とはまったく異なります。

● 実習生の受け入れ (case 35③)

院外からの実習生の受け入れについて，実習生は，明らかに職員以外の者として第三者提供になります。また，実習生は，患者の医療の提供に必要かという点からは，不要と理解されるので，黙示の同意の対象外です。そのため，事例集*12では，事前同意が必票とされ，その同意も文書での取得が好ましいとされています。

---

*10　厚生労働省：「医療・介護関係事業者における個人情報の適切な取扱いのためのガイダンス」に関するQ&A（事例集）．各論Q2-11
(https://www.mhlw.go.jp/content/001235845.pdf)

*11　個人情報保護委員会：匿名加工情報制度について (https://www.ppc.go.jp/personalinfo/tokumeikakouInfo/)

*12　厚生労働省：「医療・介護関係事業者における個人情報の適切な取扱いのためのガイダンス」に関するQ&A（事例集）．各論Q1-1
(https://www.mhlw.go.jp/content/001235845.pdf)

● 学術研究目的 (case 35④)

　専門医取得のための症例登録は，学会からの確認のため，症例を特定できることを求められる場合があります。その場合，識別情報が必要になるので個人情報と判断されます。したがって，症例登録は第三者提供に該当しますが，学術研究目的として，個情法の適用除外として整理されています。ただし，これが適用されるためには，学会において研究計画が研究倫理委員会で承認されている必要があります。学会によって事後的確認の要否など，扱いが異なることが想定されますので，指示に従い，症例を収集・登録することが必要です。

　申請する医師が注意すべきこととして，当該病院に在職している間は，症例データに接することができますが，退職後は，病院との関係において第三者提供となるので，患者から同意を得る必要が生じます。したがって，在職中に過不足なく，症例情報を整理しておくことが重要です。

● 事故関連情報 (case 35⑤)

　個情法のレベルで考えると，本人の同意があるので第三者提供ができるように感じます。しかし，事例集[*13]には，「民間保険会社から照会があった際に，本人の『同意書』を提出した場合であっても，医療機関は，当該同意書の内容について本人の意思を確認する必要があります」とされています。理由は，「本人が，同意書に署名する際に提供してよいと考えていたものの，その後，考えが変わっている場合もあり得るから」とされています。

　弁護士の立場から言うと，保険会社が扱う案件は，事故に絡んで大きな金額が動く場合も少なくないため，時間の経過とともに，加害者・被害者のみならず，保険会社との関係性が変化している場合があります。業務に差し支えるほど数が多いわけではないので，あらかじめ確認することで，トラブルに巻き込まれないようにしましょう。

---

*13　厚生労働省：「医療・介護関係事業者における個人情報の適切な取扱いのためのガイダンス」に関するQ&A（事例集）．各論Q4-6
（https://www.mhlw.go.jp/content/001235845.pdf）

● 弁護士からの問い合わせ（case 35⑥）

　　弁護士からの問い合わせは，弁護士会を通じて照会をしてくる場合と個人で問い合わせをしてくる場合があります。いずれも，第三者提供に該当しますから，本来は同意が必要なはずです。しかし，前者は，法律に基づいているので，個情法上，本人の同意なく回答することが許容される例外扱いになっています。とはいえ，基本的には，弁護士からの問い合わせは，係争が絡んでいる場合が多いので，いずれの場合であっても，情報提供を求めている弁護士が，患者とどのような関係性にあるのかを患者本人に確認し，同意が得られたもののみ，情報提供を行うことが強く推奨されます。

Case **35** まとめ

● 個人情報の取り扱いについて複数事例を通してなにがよくてなにがダメかを理解する

1　これって守秘義務違反？ ──知っておくべき，個人情報の扱い　　159

Case 36　ほかの患者がいるところでの会話とプライバシー

患者Gは，H美容クリニックで，複数回の脂肪溶解注射などの施術を受けていた。

患者G：先生，これまでに受けた施術歴について，どの箇所に何回受けたか教えて下さい。
医師I：カルテを調べるので，待合室でお待ち下さい。

患者Gのほかに来院者がいる待合室で，看護師Jが手元のメモを参照しながら説明を始めた。

看護師J：Gさん，お待たせしました。○○に3回，××に2回……。
患者G：もうやめて下さい。ほかの人に聞こえないようにして下さい。もういいので，その紙を見せて下さい。
看護師J：紙をお渡しすることはできません。あとは△△に5回。全部で10回ですね。

特に小声での伝達が意識されたものでなく，伝え終わると看護師Jは，その場を立ち去った。

患者Gは，この出来事を「施術した経歴を人がたくさんいる受付の目の前で大声で二度も話された」「守秘義務を守れない」「気に入らない患者がいる部屋の待合室には，隣の部屋から壁を越え，叩いたり蹴ったりしてくる」など，実際に経験していない事実も交えてインターネットに書き込んだ。

▶ Focus Points

待合室の会話と患者のプライバシー

本事例の顛末

　本事例は，裁判例[14]をもとにしています。

　裁判では，H美容クリニックがインターネット記事の削除にかかった費用と，書き込みによる風評被害，名誉棄損等の賠償請求（約400万円）を求めて裁判を起こしたところ，逆に患者Gからプライバシー侵害慰謝料（約900万円）の反対に訴訟を提起されてしまった事案です。H美容クリニックには，損害賠償13万円，患者のプライバシー侵害慰謝料3万円の支払いが命じられました。請求金額や解決までにかかった期間を考えると，金額に見合わない結果で終わっていますが，このような事案の結末は，損害賠償が認められても低廉であることが少なくありません。

実際の裁判例の動向と注意点

　裁判では，個人情報の流出やプライバシー侵害が立証されると，金額の多寡はさておき，違法と判断されるケースが多いので，日頃から，個人情報の管理には注意が必要です。さらに，法律上，個人情報に該当しない情報であっても，プライバシーに関するものは，法律上保護される権利として扱われます。本件も，医療者にとっては日常的な待合室のやりとりの一部のように感じられますが，裁判になると，本人が嫌がっているのに病歴を他人の面前で暴露されたということになり，権利の侵害が認定され，民法上，損害賠償が認められます。

　医療機関のインターネットに関する裁判例を検索してみると，医療機関側からインターネット記事の削除手続きのための請求が一定数みられます。インターネットへの書き込みは，世代や個人によって価値観が異なります。意に添わない対応をされたことや，医療者のインターネット上の配慮を欠いた書き込みに対して，直接苦情がくればまだ対応しやすいのですが，インターネット上で誹謗中傷が書き込まれて，医療機関や医療者が大きなダメージを被ることがあります。削除請求したいと思う相談は一定数

---

[14]　東京地裁　令和2年6月24日

1　これって守秘義務違反？——知っておくべき，個人情報の扱い

あります。

　裁判にした場合，削除手続きの請求が認められているものと，そうでないものがありますが，いずれにせよ，時間と労力がかかる割に，その間に情報が拡散し，いわゆるデジタルタトゥーが残り，完全に元には戻らない点は理解しておきましょう。

　本件のように，せっかくお金と手間をかけて記事は削除しても，新たな攻撃に出ると，反対に訴訟を起こされ，プライバシーの侵害を公に認定されてしまい，かえって痛手を被ることもあります。また，インターネット上に書き込みをされてしまうこともありますので，注意が必要です。

Case 36　まとめ

- 医療者にとっての当たり前ではなく，患者の立場でどう感じるかを考える
- デジタルタトゥーを完全に消し去ることは不可能に近いので書き込まれないような対応を

Case 37 インターネットの書き込み

看護師がSNSに患者Aの名前を伏せて愚痴を書き込んだ。すると，それを見た別の患者Bの家族から，「うちの親のことを書くな」とクレームが入った。

▶ Focus Point

個人を特定できない情報を自分の情報と感じてしまう

氏名などの記載はなく，個人情報にはあたらないので，個情法の適用はありません。そもそも，ほかの人のことを書いたのですから，見当違いのクレームだという主張もありえますが，相手が自分の家族のことを書かれたと感じてしまう内容が問題になります。

また，SNSという媒体の問題もあります。酒宴の愚痴であれば，その場に居合わせた人の記憶のみなので，拡散範囲および期間が限られるので，実際に患者やその家族の耳に入る可能性はきわめて低いです。しかし，SNSは晒された状態で残り続けるので，広く拡散する土壌になりえます。

● 適用される法律

日本においては，社会に向けて行う表現活動の自由は，憲法によって保障されています。他方，個人のプライバシーも，同じく憲法上法的保護に値する権利と位置づけられています。したがって，それらが天秤にかけられることになります。しかし，医療者の場合，守秘義務という法律上の義務が存在し，社会から職業上知りえた内容を厳格に扱うことが期待されています。そのため，両者は対等ではなく，医療者により厳しい判断が示されがちです。

内容が直接守秘義務に抵触しないとしても，患者に関するネガティブ情報を不特定の人に晒すような行為が，一般人から好意的にみられる可能性はきわめて低いと言えます。不用意な書き込みがインターネット上での反

1　これって守秘義務違反？──知っておくべき，個人情報の扱い

論をまねき，炎上リスクもあります。SNSに対する感覚は世代によって異なりますので，個人の日常生活の延長線上の何気ない行動がこのような事態に陥らないように，SNSへの発信方針として，病院の情報は，病院の公式アカウントに限定し，病院名が入った個人の投稿は禁止する，病院名が入っていなくても，業務に関わる内容の投稿は一切禁止する等，施設職員の実情に応じたルール作りと，その遵守を徹底する必要があります。

SNSでの記載内容にもよりますが，医療者としての品格を欠くような内容であった場合には，勘違いをまねくような記載をしたことについては，謝罪が必要になるかもしれません。プライバシーに触れる情報については，患者情報に日常的に接している医療者に比して，患者を含め非医療者が，予想以上に敏感に反応することが少なくないことをしっかりと意識しましょう。相手の立場に立って，情報を丁寧に扱う姿勢が求められます。

Case 37　まとめ

- 医療者の守秘義務は表現の自由に優先する場合が多いことを理解する
- SNSでの情報発信は想像以上に拡散することがあるので，より慎重に

● COLUMN

個人情報保護と守秘義務

　「医師には守秘義務がある」という言葉は，医療現場でしばしば聞かれます。刑法で，秘密漏示罪として規定されており，弁護士や宗教家，助産師，薬剤師，医薬品販売業者などにも課されています。興味深いことに，看護師は同法に列挙されていませんが，保健師助産師看護師法（保助看法）で別途規定されており，当初の法律にはなく，後に追加されたものです。

　秘密漏示罪は，業務上取り扱ったことについて知りえた他人の秘密を，正当な理由がないのに漏らすというものです。この犯罪は，被害者からの告訴がなければ，成立しない犯罪です。そして，医師について秘密漏示罪が成立した裁判例[15]は，世間の耳目を集めた少年犯罪事件の鑑定医が，ジャーナリストに鑑定資料などを閲覧・交付したことについて，有罪となった事案が知られています。守秘義務という言葉はよく聞きますが，実は秘密漏洩罪についてはこの事案以外に有名なものはありません。皆様が，適切に情報管理をされている結果と言えます。

　他方，個人情報保護法は，日常の情報管理について実務的に大きな影響をもたらします。個人情報保護法に基づいて情報が適正に管理されていれば，守秘義務違反に問われるような場面はあまり想定されません。

＊15　最高裁　平成24年2月13日

7章 個人情報，プライバシー保護

2 院内での録音は禁止できる？
──録音，写真・動画撮影等

KEY WORD →
- 無断録音
- 無断撮影
- 肖像権
- 表現の自由

なぜ，知らなきゃマズイ

多くの医療者から「患者から録音を求められた場合に，断れないのか」という相談を多く受けます。しかし，もっと怖いのは，デバイスの進化によって録音されていることに気づいていないという状況です。ほかにも，写真，動画撮影（以下，これらの一部またはすべてを総称して「撮影等」）も容易になっています。画像は，音声に比してインパクトが大きいので，考慮要素も必然的に異なります。それぞれ，シーンに応じて検討していきます。

Case 38　無断録音と裁判

がんの外来化学療法中の患者Ａ。夕方になって高熱が出たので，深夜，かかりつけの病院に電話した。かかりつけの病院は東京で，患者Ａは隣接県に在住。

看護師Ｅは，かかりつけ病院の救急外来担当看護師。

シーン①：電話での問い合わせ

患者Ａ：今朝から，だるい感じがしていたのですが，夕方から急に寒気がしてきて，震えもあって，体温を測ったら39.2℃ありました。今から，受診できますか？

看護師Ｂ：先生に確認してみますね。（医師に確認後）Ａさんは化学療法中の高熱なので，一刻を争う危険な状態だそうです。Ａさんのお住まいは……。

患者Ａ：○○市です。

看護師Ｂ：かなり病院から遠いですね。しかも，県が異なるので，救急車の対応が難しいかもしれません。緊急の状態なので，救急車で近隣の救急病院を受診されることをお勧めします。

患者Ａ：でも，かかりつけではない病院は，私の病状をわかってくれていないので，心配です。なんとか，そちらで診ていただけませんか？

看護師Ｂ：生命にかかわることなので近隣の病院での受診をお願いします。

患者Ａ：そこをなんとか。行けば診ていただけるのですよね。

看護師Ｂ：そうですね。いらっしゃれば，お断りすることはないです。

シーン②：救急外来での会話

家族に付き添われて自家用車で来院した患者Ａは治療の甲斐なく死亡。

遺族は，突然のことで受け入れきれず，泣き崩れている。

遺族に対し，担当医Ｃから病状説明が行われた。

2　院内での録音は禁止できる？ ──録音，写真・動画撮影等

担当医C：我々も最善を尽くしましたが，敗血症が急速に進んで，来院されたときは既に手遅れの状態でした。力及ばず，このような結果になってしまい，大変残念です。もう少し早くいらしていただけたら，結果は違ったかもしれません。

遺族D：もっと早く来院していれば，助かったんですか？　なぜ，Aが電話したときに，救急車でもっと早く来院するように指示しなかったんですか。それってそちらのミスですよね。

その後，遺族から病院が訴えられた。裁判の中で，シーン①のうち下線部の会話を除いた録音記録が，病院が緊急来院を促さなかった証拠として遺族から提出された。

▶ Focus Point

裁判で証拠として認められるのか

● 無断録音について

　しばしば，無断録音について，裁判で証拠として認められないのではないかと尋ねられます。話を聞いていた本人がその場にいて，記録として録音したものであれば，自分でとったメモと同じ扱いなので，基本的には証拠として認められます。他方，録音者がいないところで録音機器を置いておく無断録音，いわゆる盗聴したものについては，証拠として認められにくいです。

　医療者の立場としては，患者が自分の発言を録音しなければならないということ自体，信頼関係の基礎がないように感じるでしょう。また，録音されていると思うと説明内容がぎこちなくなってしまいがちなので，できることなら断りたいという気持ちはとてもよくわかります。

　しかし，裁判で認められてしまうということを前提にすると，「断ることの意味」という点から考えてみる必要があります。まず，患者が録音したい理由を考えてみます。いろいろな場面があり，一概には言えませんの

で，シーンに応じて考えていきましょう。

インフォームドコンセントのための手術の説明など，込み入った病状の説明をする場合ですが，手書きでメモをとることは制限できないという点は，皆様ご納得のことでしょう。患者側としては，1回聞いただけでは十分に理解できないので，メモ代わりに録音して後から聞き直したい，説明に同席できなかったほかの家族らにも聞いてもらって相談したい，などという場合があります。

人の記憶はあいまいなものです。自分の理解できる範囲しか記憶に残らず，自分に都合の悪いことは無意識に排除されがちです。特に，重大な病気を宣告される際には，医療者が想像する以上に心理的に追い詰められ，不安定な状態になっており，無意識に自分に引き寄せた内容で理解されがちです。このような状況で，結果が患者の意図するものではなかった場合，「言った」「言わない」の水かけ論になることがしばしば経験されます。

また，医療事故などにより，既に信頼関係が崩れていて，言質をとる証拠として使いたいと思っているような場合もあります。

いずれの場合においても，自らの肉声も個人情報に該当しますので，医療者がその観点を強調すれば断ることは可能です。しかし，無断で録音されていることが多々ありますので，効果的とは言えません。日頃から録音されていると思って，話をするほうが無難です。自分が記録される側になると，身構えて敏感に反応してしまいますが，ボイスメモなどの音声入力などが普及している昨今では，手書きメモの代わりということも日常的です。

特に信頼関係が崩れた状況下で無断録音されてしまうような場合，相手方だけが録音していて，自らの手持ちがないと，相手に都合のよいように編集されても，反論できなくなってしまいます。医療機関側でも記録のために録音しておく旨を断って，双方で録音しておくことを推奨します。電話の記録をすべて録音しておくことは難しいかもしれませんが，少なくとも救急外来での電話対応の記録は残しておくことを強く推奨します。

2　院内での録音は禁止できる？ ──録音，写真・動画撮影等

Case 38 まとめ

- 無断の録音であってもその場に居た当事者が録音したものであれば裁判の証拠として有効
- 常に録音されていると思って説明をするように心がける
- 状況に応じて医療機関側での録音も

Case 39　相手の意思に反した盗撮の場合

患者Eは有名な動画配信者。手術目的で入院。看護師Fは，患者Eの担当。

患者E：私は，毎日，その日の出来事を動画配信しています。明日は，初めての手術なので，手術室までの様子を撮影して，ネットにアップしようと思っています。せっかくなのでFさんも一緒に出演しませんか？　フォロワーがたくさんいるので，注目されますよ。

看護師F：それはちょっと……。

患者Eは，個室内の隠しカメラで看護師Fのことを無断撮影し，自身の名前がわからないように，別のアカウントでその動画をネットに投稿していた。看護師Fの同僚が，たまたまその画像を発見し，師長Gに報告した。

師長G：Eさん，勝手に看護師を撮影しないで下さい。無断撮影したものをネットに投稿するなんてもってのほかです。

患者E：私が投稿した証拠でもあるんですか？　仮にそうだとしても，日本は，憲法で表現の自由を保証していますよね。何か問題ありますか？

▶Focus Point

施設管理権，肖像権，個人情報 vs 表現の自由

● 無断録画について

　　厳密に言うと，録音も個人の声紋で識別できるという点では，個人情報ですが，顔が写った写真や動画などは，本人の識別がより容易になるので，個人情報や肖像権の観点から保護の要請はより強まります。

　　撮影等については，自宅で自分自身を撮影する場合は自由です。しかし，他人の管理する施設においては，施設管理者によって撮影が禁止されている場合は，自分自身の撮影も自由にはできません。飲食店などで，写真撮

2　院内での録音は禁止できる？ ——録音，写真・動画撮影等　　171

影が禁止されている場合がわかりやすいと思います。個人のSNSでも公衆送信されると考えると，厳密には許可が必要ということになります。ただし，駅のように公共性の強い場所で明示的に禁止されていない場合は，撮影が許容されていると受け取られ，自由に撮影されているのが現状です。

施設管理者は，自らが管理・支配している範囲の施設や職員らのみの撮影であれば，自らの判断で決められます。しかし，管理者といえども，来院者など自らの支配権が及ばない者が映り込んでしまう態様での撮影を行うことを，肖像権者に無断で承諾することができません。

病院における撮影等には，他人の機微に触れる情報や，信用に影響する内容が含まれている場合があります。そもそも来院していること自体を知られたくない患者もいるでしょう。したがって，単に録音，録画の可否という視点だけではなく，管理者による管理権の及ばない他人の権利も含め，諸般の事情を総合的に考慮して許諾の要否を判断する必要があります。

録画による記録は，面と向かって行う性質上，無断では行いにくく，許可を求められることが多いです。ただし，相手が気づいていない状態で映り込んでしまう態様の無断撮影は，日常的に少なからず行われています。病院での撮影は，無断撮影された者の権利を侵害する可能性が高いことを考慮すると，録音と同様に，現状に追随して，不本意ながら無断撮影を甘受するということは適切とは言えません。

施設の管理者には管理権がありますから，管理権に基づき，利用者の行動に一定の制限を加えることができます。利用者においては，その指示に従う義務があります。したがって，管理者はその管理権に基づいて，来訪者に施設内での撮影等の行動を制限することもできます。

具体的には，無許可の撮影を禁止する旨を掲示しておき，撮影時には撮影目的やその態様によって，事前許可を求めるという運用が実践的です。ただし，ほかの来院者の撮影まで許可することはできないので，個別に許可を得る必要がある旨を併せて伝える必要があります。許可を求めるレベルは，自身の入院している個室内と，多床室では，考慮要素が異なりますので，撮影等の態様によって職員の映り込みなども含めて判断すべきです。

● ネット上での公開（公衆送信）

公衆送信は，たとえ特定の者に限定した配布だとしても，デジタル化され，ネットワーク上に置かれることによって，不特定に向けて公開することが容易になり，瞬時に拡散することが懸念されます。

たとえば，飲食店の醤油さしを舐める動画を撮影した未成年者の動画投稿が，外食産業の経営に多大な負の影響をもたらす事件に発展しました。自分の家で行って動画を公開しても，ほとんど注目されなかったでしょう。しかし，衛生状態を厳しく管理すべき飲食店という場で行われたからこそ，大炎上しました。当該行為も偽計業務妨害罪という犯罪に該当する行為として，企業側も毅然とした態度をとっています。

このように，本人の意図と，社会の受け止め方は，必ずしも一致するとは限りません。ひとたび事が起きると，社会的信用は失墜し，取り返しがつかないことになりかねません。したがって，医療機関という，人の生命身体の安全を預かる施設の管理者としては，このような状況にならないように，無断撮影を禁止する院内の規定を定めるなど，適切に管理権を行使することが重要です。リアルタイムの公衆配信については，取り返しがつかないので，とりわけ注意が必要です。

医療機関の性質によって，一律にすべての投稿を禁止する必要はないかもしれませんが，事前に確認を求めるなど，管理権を行使していることをアピールすることで，コントロールすることは重要です。そのような方法であれば，好意的な配信者への対応は可能です。

本Caseの事例については，自身の個室内とはいえ，看護師Fは明確に拒否しており，記録の必要性もないので盗撮にあたります。表現の自由は，盗撮画像のネット配信という肖像権の侵害を許容するものではありません。

Case 39 まとめ

- ●「無許可の撮影禁止」の提示でトラブル回避

2　院内での録音は禁止できる？ ——録音，写真・動画撮影等　　173

Case 40　患者本人の意思ではないカメラの設置

患者Ａは無菌室に入院中。抗がん剤の治療が続き，意識レベルが低下している。家族Ｂは，Ａの妻。師長Ｃは，病棟師長。

家族Ｂ：師長さん，Ａと面会できない日が長く続いていて病状が心配なんです。せめて，Ａの様子が見えるように，病室にペット監視用カメラを設置してはいけませんか？
師長Ｃ：申し訳ありませんが，カメラの設置はお断りしています。
家族Ｂ：高い個室代を払っているのだから，好きなものを置いてもいいじゃないですか。
師長Ｃ：職員も出入りしますし，決まりなので……。

▶Focus Point

特定人との間の直接的なコミュニケーションか否か

　医療現場における，特定人とのインターネットを介したリアルタイム配信について，コロナ禍にオンライン診療や，病状説明，面会など，非接触の面談が求められるようになり，大きく状況が変わりました。これらはいずれも，相手が限定されていますが，医療者が撮影対象になるか否かで判断が変わってきます。

　医療者が撮影対象とならない例として，オンライン面会があります。患者さんと面会者のみの直接のコミュニケーションであれば，他者の権利を侵害することは考えにくいので，撮影を許容しやすい類型になります。ただし，多床室の場合，ほかの患者さんや職員の映り込みを避ける工夫が必要です。実際，入院患者がモバイル端末を所持している以上，動画アプリでの院外へのコミュニケーションを完全に規制することはほぼ不可能なので，状況に準じて考えることが実践的です。

　ただし，本件のように，患者・家族間であっても，患者の意識がない状

174　　7章　個人情報，プライバシー保護

態や，認知機能が低下しているなど，本人が撮影を了承していない状態の場合，室内の様子を監視する目的でのカメラの設置を求める家族らに対する対応は，同一平面上で画一的にとらえるべきではありません。また，本件では，職員も映り込んでしまう可能性が高いので，配慮すべき特別の事情がなければ，消極に解する場合のほうが多い事例と言えます。

Case 40　まとめ

- インターネットを介したコミュニケーションについては医療者特有のリスクをわきまえる

● COLUMN

オンライン診療について

　オンライン診療では，医療者が撮影対象となりますが，厚生労働省が「オンライン診療の適切な実施に関する指針」[*1]を出しています。同指針には，「患者に実施を求めるべき内容」として「医師側の了解なくビデオ通話を録音，録画，撮影してはならないこと」が定められています。ただし，ネットを介してのやりとりは，勝手に録画されてもわかりにくいという状況がありますので，それも念頭に置き，発言には注意しましょう。

　なお，医師と患者家族のオンライン面談については，利用目的や頻度が医療機関によって異なりますから，必ずしも，医療行為に該当するわけではありません。目的に応じたルールメイキングが推奨されます。

[*1] 厚生労働省：オンライン診療の適切な実施に関する指針 (https://www.mhlw.go.jp/content/10800000/001233212.pdf)

8章

虐待関連法

8章 虐待関連法

虐待かも。
そのとき，どうしますか？

KEY WORD →
- 虐待
- 児童虐待
- 障害者虐待
- 高齢者虐待
- ネグレクト
- 児童相談所
- 配偶者からの暴力
- ドメステイックバイオレンス (DV)
- やむをえない措置
- 一時保護
- 親権停止

なぜ，知らなきゃマズイ

　救急外来等で虐待が疑われる患者をみた経験は，少なからずあるでしょう。真に保護が必要な人が適切に保護されずに，最悪の転帰をたどってしまった事件も報道されています。

　他方，ここ数年，揺さぶられっこ症候群 (shaken baby syndrome) による虐待があったとして起訴され，無罪となる事案が複数発生しています。中には，地裁では有罪で，高裁で逆転無罪になった事案もあり，判断は非常に難しいことがわかります。一般に，親は子の監護について，行政の介入を嫌う傾向がありますので，このような事案に関わると，家族との間でトラブルになることもあります。

　現在，日本では，児童，高齢者，障害者，配偶者からの暴力について，それぞれ別の法律があり，ルールや通報先も異なっています。行政の管轄の問題もありますが，虐待を受けている人が自分の意思で行動できるかによって，保護の要請先が違ってくることを反映して支援の内容も異なって

います。いざというときにあわてないように，医療機関として，日頃から対応を整理しておく必要があります。

● 虐待防止3法と配偶者間暴力（DV）防止法

　虐待発見時の対応について，それぞれの法律に共通する部分と個別の特徴があります。配偶者間暴力（domestic violence：DV，ドメステイックバイオレンス）防止法以外の「児童虐待防止法」「高齢者虐待防止法」「障害者虐待防止法」の虐待防止3法は，虐待の類型が，身体的虐待，ネグレクト，心理的虐待，性的虐待，経済的虐待（ただし，児童は経済的虐待を除く）で構成され，広く国民に「発見した者は」「通報（告）しなければならない」と規定されています。医療機関や医療従事者らには「発見しやすい立場にある」として，早期発見の努力義務が過重されており，構造はきわめて類似しています。

　ちなみに，配偶者間暴力防止法については，法律名が「配偶者からの暴力の防止及び被害者の保護等に関する法律」となっており，虐待防止という表現にはなっていません。法律の構造や考え方が異なるので，詳細は個々のCaseを通して解説します。

Case 41　児童への身体的虐待が疑われる場合

救急外来に2歳の幼児が母親Aに連れられて来院。

母親A：今朝から起きないんです。心配になって連れてきました。
医師B：拝見しますね。

診察の結果，体格が同年代児の平均を約20％下回っており，後頭部に血腫がみられた。内出血したようなあざが数箇所みられ，その性状から一定時間経過したものが複数含まれているように見える。

医師B：頭にたんこぶがありますね。どうしたんですか？
母親A：昨日，階段から落ちてしまって……。
医師B：何時頃ですか？
母親A：えーっと，何時だったかな。やっぱり，違うかも。
医師B：お子さんは，意識がない可能性があります。頭をぶつけているみたいなので，頭のCT検査をしてみましょうか。
母親A：えっ，検査はいらないです。連れて帰ります。
医師B：ほかにもたくさん，傷やあざがありますね。入院して検査したほうがいいですね。
母親A：元気のよい子なので，しょっちゅう怪我するんですよ。もういいです。急いでるんで，連れて帰ります。
医師B：……。

▶Focus Point

親と一緒に帰して大丈夫か

　本Caseは，患児に頭部外傷や，新旧複数のあざや傷といった不自然な怪我があり，身体的虐待が疑われます。しかも，体格も年齢に比して小さ

180　8章　虐待関連法

く，長期間，栄養状態が不良であったことが推測されます。緊急性を要する状況と判断（判断基準については後述します）されますので，法律[*1]に基づき，所轄児童相談所などの機関（市町村によって児童相談所の設置状況が異なりますが，全国共通の児童相談所虐待ダイヤルは「189」[*2]）への通報が必要です。

ほかにも，カジュアルな相談も含めた相談窓口も記載されていますので，日頃から管轄区域の窓口を確認しておくと，いざというときに安心です。

● 小児は，最も保護の要請が強い

一般論としては，自ら防御できない者ほど，行政による介入の必要性が高まりますので，小児は，その要請が非常に高い類型と言えます。法律上，早期発見が求められている医療機関としては，虐待の疑いをもったときは，何らかの形で行政と情報共有しておくことが重要です。日頃から，児童相談所などの関係機関と情報交換を行い，垣根を低くしておくことで，柔軟に対応してもらえる場合も少なからずあります。

なお，2020年4月から改正児童虐待防止法が施行され，児童虐待防止対策の抜本的強化方針にのっとり，体罰禁止が条文上明確化されました。同時に，児童福祉法も改正され，児童相談所の機能も強化されています[*3]。DV関連の連携も強化されています。

● 判断は組織で行う──医療機関の役割

現場で悩ましいのは，法律の規定による通報をすべきか否かという点だと思います。そもそも，虐待されている疑いがある患者（被虐待者）は，

---

*1 児童虐待の防止等に関する法律（児童虐待防止法）
*2 こども家庭庁：児童相談所 虐待対応ダイヤル「189」
　（https://kodomoshien.cfa.go.jp/no-gyakutai/）

*3 厚生労働省：児童虐待防止対策の抜本的強化について
　（https://www.mhlw.go.jp/content/000496812.pdf）

自分の意思で虐待から逃れられない様々な状況があります。だからこそ法律で守る必要があるのですが，個々の価値観に多様性があり，虐待したと疑われる者（虐待者）においては，虐待をしているとの認識がない場合も少なからずあります。

そのため，通報したことによって，虐待者と医療機関や通報先の行政機関との間でトラブルに発展することも少なくありません。実際，関係機関への通報によるトラブルになった事案では，医師の過剰反応ととれるものもあります。

結果として虐待の判断が正しくなかったとしても，正当な判断プロセスを経ていることで，個人の責任は問われにくくなります。医療機関において，小児虐待防止委員会を組織しておくことが好ましいです。会議体は，必ずしも，虐待に特化したものでなければならないわけではありませんので，倫理委員会などでも判断可能です。ただし，事柄の性質上，機動性が求められますので，迅速に開催できることが重要です。

委員会を開催するにも，不十分な情報のみでは，虐待の確信が得られません。日頃からチェックリストを備えるなど，判断者によるばらつきなく，必要な情報収集ができるようにしておくことも重要です。自治体などでチェックリストが公開されているものも参考になります[*4, 5]。

● 医療機関だからできること

法律で定められた通報窓口は行政機関ですが，医療機関には行政とは異なるメリットもあります。たとえば，児童虐待で報道されている事件をみると，警察や児童相談所に通報があったにもかかわらず，効果的に介入で

---

*4 　神奈川県：早期発見のためのチェックリスト【子どもの子】
　　 （https://www.pref.kanagawa.jp/documents/15785/checklistforchildren.pdf）

*5 　神奈川県：早期発見のためのチェックリスト【親（保護者）様子等】
　　 （https://www.pref.kanagawa.jp/documents/15785/checklistforparentsandfamilies.pdf）

きなかったために，残念な結果になった事案が少なくありません。このような事案には，虐待者に介入を強く拒まれると強制が難しいという背景があります。

　しかし，医療機関は，被虐待者が医療機関に連れて来られるという受け身であるため，虐待者との分離のきっかけをつかみやすいという利点があります。心身の健康が阻害され，加療が必要と判断される場合には，入院を選択することで，法的手段によらずに虐待者と被虐待者を物理的に分離し，安全を確保することが可能です。その間に，院内で協議の上，必要な調査，手続きを行う時間も確保できますので，余裕をもって通報の要否を判断することができます。逆に，入院を勧めたにもかかわらず連れて帰ろうとする場合には，緊急性が高まります。

Case 41 まとめ

- 児童・高齢者・障害者は虐待防止法が定められているので虐待を疑った時は組織で行政への通報を検討
- 虐待は，日頃からチェックリストを準備し適切な対応を

Case 42 医療ネグレクトの場合

生後6カ月の男児，心奇形があり，出生後から何度か入院してきたが，心不全が進行し，手術が必要な状態になった。

もともと，両親が面会に来る機会は少なかったが，最近は，連絡しても来なくなった。両親から手術に必要な同意が得られず，このままだと手術をすることができない。手術機会を逃すと今後の治療が難しく，致命的になる可能性が高い。

▶ Focus Points

ネグレクトの場合の侵襲を伴う治療に対する医療同意の取り方

「生命にかかわる医療行為の同意が必要であるにもかかわらず，それを行わないことで，適時な治療機会を奪っている」と考えられるため，医療ネグレクトと判断されるCaseです。虐待の判断は容易ですが，医療機関は，早期に適切な治療につなげていかなければなりません。ここでは，親権者の同意なくして，手術を行うことができるかが問題になります。

● 児童相談所と医療同意

児童相談所などに連絡することは，通常の虐待と同様です。親権者に代わる者から同意をとるためには，両親の親権を制限する必要があります。児童相談所は，法[*6]に基づき，児童相談所長が児童を一時保護することで，親権者の代わりに子の医療同意を行うことができます。あるいは，民法に定められている親権停止の手続き（審判）を裁判所に申請し，両親の代わりに同意する方法もあります。どちらも，児童相談所長が同意する点は同じですが，親権を制限することについて，裁判所が判断に関与するか否かという点に違いがあります。どちらの手続きを選択するかは，児童相

[*6]　児童福祉法

談所長が判断することになりますが，後者のほうが手続きに時間がかかります。

● 似て非なる例

たとえば，生体肝移植が必要な疾患で，事実上，親しかドナーになれない場合，その親が臓器提供を拒んだとしても，医療ネグレクトとは言えません。ドナーになることを逡巡している親に過度の負担をかけないように，ほかの治療法の選択肢も含めて検討すべきですから，虐待委員会ではなく，倫理委員会などで検討すべき事案です。

Case 42 まとめ

● 医療ネグレクトの緊急事態では児相と連携して同意を得て治療を

Case **43** 高齢者虐待

救急外来に，75歳の介護施設入所者Cが，施設職員Dに連れられてきた。

施設職員D：ベッドから立ち上がろうとしたところ，転倒して頭部を打撲し，一時的に意識不明になりました。
医師E：とりあえず，診察しますね。外でお待ちいただけますか。

非常にやせ細っていて，今回の受傷部分以外に，体幹部にも内出血したようなあざや褥瘡が複数箇所みられた。その性状から日数が経過しているものも複数あり，新旧混在し，繰り返し発生しているようにみえる。

医師E：頭をぶつけたのですか？
患者C：Dさん（介護職員）に突き飛ばされた。
医師E：先ほど一緒にいらした方ですか？
患者C：そうです。
医師E：どのように突き飛ばされたのですか。
患者C：あれっ，どうだったかな，よく覚えていません。やっぱり違いました。頭なんかぶつけてないです。もう，帰ります。

立ち上がりながら，よろけて転びそうになった。
質問への回答には一貫性がないが，頭部に皮下血腫があり，頭部CTを行ったところ，軽度の外傷性くも膜下出血が認められた。

▶ Focus Point

通報窓口は市町村により異なり対応もかなりばらつきがある

　　高齢者虐待が疑われる場合には，法律[*7]により，市町村に「通報しなければならない」と規定されています。ただし，本法では，施設または施設

186　　8章　虐待関連法

以外の場所（自宅など）で養介護を受けている65歳以上が対象者です。

　虐待の態様は，身体的虐待，ネグレクト，心理的虐待，性的虐待，経済的虐待の5類型に分類されます。これらのうち，医療機関で発見しやすいのは，身体的虐待，ネグレクトです。

● 医療機関の立ち位置

　認知症などで十分に自分の状態を説明できない施設利用者から虐待情報を得ることは，容易ではありません。患者本人や病院に連れてきた家族らの言い分のみでは，正しい状況が把握できないことも少なくありません。過去に厚生労働省が行った調査によると，虐待認定された高齢者のうち，自覚があった者は，約45％にすぎません。

　虐待者側も約55％において，虐待の自覚がないとの結果が出ている点にも注意が必要です[*8]。そのため，本人やその付き添いの言い分に過度に振り回されることなく，チェックリストなど（日本福祉士会作成の「高齢者虐待対応帳票」など）が参考になります[*9]。これらを用いて必要な情報を取捨選択し，判断することが重要です。

　医療機関にとって，患者の状態から，生命・身体の危険性を判断し，保護が必要な状態であるかの判断は比較的容易です。しかし，虐待の態様は多岐にわたり，必ずしも，虐待者側の正確な情報を得ることは容易ではありません。時に，自宅介護における養護者は，受忍限度を超える負担を負っ

---

*7　2006年に施行された「高齢者に対する虐待の防止，高齢者の養護者に対する支援等に関する法律（高齢者虐待防止法）」により，市町村またはその委託先に通報するように規定されていますが，自治体によって，各市町村担当窓口や地域包括支援センターなど，受け皿が異なりますので，通報先は各地域において調査が必要です

*8　厚生労働省：I 高齢者虐待防止の基本. p9（https://www.mhlw.go.jp/topics/kaigo/boushi/060424/dl/02.pdf）

*9　日本社会福祉士会：養護者による高齢者虐待対応（https://www.jacsw.or.jp/csw/dataroom/kenri/gyakutai_taio/01.html）

ており，きわめて切迫していることもありますが，その場にいない養護者側の切迫性の判断は，伝聞情報しかなく，適切に判断できるとは限りません。介護保険の対象となっている高齢者の場合は，担当の地域包括支援センターが，一定の情報をもっている場合がありますので，判断は調査権をもっている行政に委ねることが妥当です。

　なお，障害者虐待については，障害福祉サービス事業所および介護事業所に対して，「従業員への研修」と「虐待防止等のための責任者の設置」「虐待防止委員会の設置」が義務づけられています。

● 行政機関の役割

　通報を受けた行政は，立ち入りを含めた検査権を行使して調査し，虐待者からの分離を行う必要性があるかを判断します。老人福祉法上，「やむを得ない事由」による措置という制度が定められており，65歳以上の者が養護者による高齢者虐待を受けている，または，65歳以上の養護者の養護の負担軽減のための支援の必要があると認められる場合には，職権で本人や家族の意思にかかわらず，虐待者から被虐待者を分離することが可能です。なお，自治体実務の詳細については，厚生労働省のマニュアル[*10]が発出されています。

● 通報にあたって配慮すべき点

　虐待の当事者間には，時間をかけて形成されてきた人間関係があり，相互に依存している場合が少なくありません。そのため，第三者から見れば虐待と思われても，被虐待者は意思表示が可能であるにもかかわらず，あえて介入を求めていない場合もあります。その場合，第三者が無断で行政に通報し，単に虐待の環境を強制的に離脱させたとしても，当事者双方のいずれにとって納得・満足できるものになるとは限りません。かと言って，

---

*10　厚生労働省：市町村・都道府県における高齢者虐待への対応と養護者支援について (https://www.mhlw.go.jp/file/06-Seisakujouhou-12300000-Roukenkyoku/0000200481.pdf)

生命の危機が切迫している場合には，たとえ本人が望まないとしても放置することはできません。

　介護の負担が大きくなると，共依存などの特殊な心理状態に陥っていて，正常な判断ができない場合があります。一時的に従前の環境から離脱させ，冷静な判断を促すことで，より適切な判断が導かれる場合もありますので，法では，その点にも一定の配慮した制度が準備されています。

● 障害者虐待の場合

　障害者虐待についても法律がありますが，虐待者として，養護者だけでなく，障害者を雇用する使用者（事業主，上司，同僚等）も対象となっています。虐待者と被虐待者を分離できる措置が定められているのも同様です[*11]。

　通報先は，各都道府県や市町村が設置する，「都道府県障害者権利擁護センター」や「市町村障害者虐待防止センター」などなので，確認しておく必要があります。

　なお，高齢者かつ障害者に該当する方は少なくありませんが，障害者施設に入所している場合には障害者対応，自宅または介護施設の場合には高齢者対応となります[*12]。

Case 43　まとめ

● 高齢者虐待は無自覚な当事者も多い

[*11]　日本発達障害連盟：障害者福祉施設等における障害者虐待の防止と対応の手引き (https://www.mhlw.go.jp/content/12200000/000654199.pdf)

[*12]　「障害者に対する虐待の防止，障害者の養護者に対する支援等に関する法律（障害者虐待防止法）」および「身体障害者福祉法」および「知的障害者福祉法」が適用されます

Case 44　生活を共にするパートナーからの暴力

夜間救急外来に，30歳代の女性Gが顔面の腫脹を主訴に来院。口角から出血もしている。

医師F：どうされましたか？
患者G：転倒し，顔を強打してしまいました。
医師F：出血もありますね。CTで検査してみましょう。

CT検査室にて

放射線技師H：どうされたんですか？
患者G：実は……同棲している彼氏から顔を殴られました。先生には，転んだと言ってあるので，黙っていて下さい。

CT検査を行ったところ，頬骨および鼻骨の骨折が判明。

医師F：頬骨および鼻骨が骨折しているので手術が必要です。
患者G：とりあえず，今日は帰らないと。
医師F：そんなことを言ってる状態ではありません。ご家族に連絡して，入院手続きをして下さい。

▶Focus Points

DVは本人意思を尊重し情報提供を優先

　　生活を共にするパートナーからの暴力（DV）について，法律[*13]で保護の対象となるのは，「身体に対する不法な攻撃であって生命又は身体に危害を及ぼすもの」とされています。攻撃手法には言葉，対象には心も含まれていることに注意が必要です。

DVでは，被虐待者があえて通報を望まない場合もあります。通報によって現在の生活環境を離脱して，経済的にも自立しなければならないなど，今後の生活を考えた場合に，簡単には決意できない可能性もあります。また，一方的に虐待されるだけの関係ではなく，パートナーとしてよい関係の時期もあり，情が断ち切れない場合もあるようです。

　法律[*13]では，「配偶者からの暴力によって負傷し又は疾病にかかったと認められる者を発見したときは，その旨を配偶者暴力相談支援センター又は警察官に通報することができる。この場合において，その者の意思を尊重するよう努めるものとする」（下線筆者）と規定されており，国民への通報義務や医療者らに早期発見義務を定めた他の虐待防止3法と書きぶりが大きく異なっています。

　実際には，虐待者から離脱するためには，自分を客観視できる状況に自らを置くことが，関係性を見つめ直す有効な対策になる場合も少なからずあります。しかし，そこに踏み出すことで，かえって関係性が悪くなるのではないかと躊躇する場合も少なくありません。そのため，法では，発見者に配偶者暴力相談支援センターなどの利用についての情報提供を求めていて，その結果として相談するかどうかは被害者自らの意思に委ねる形で定められています。

Case **44**　まとめ

- DVは被害者が通報を望まない場合もあるので要注意
- 最終的な判断は被害者自らに委ねられる点を理解する

---

*13　「配偶者からの暴力の防止及び被害者の保護等に関する法律（DV防止法）」が準用されます。同法は当初，婚姻関係にある配偶者および事実婚の関係にある，またはあった者の間での暴力に限られていましたが，後に改正され，婚姻関係における共同生活に類する共同生活を営んでいる者にも準用され，同棲関係もカバーされました

虐待かも。そのとき，どうしますか？　　191

9章

ハラスメント関連法

9章 ハラスメント関連法

1 これってパワハラですか？
──指導とパワハラの境界は

KEY WORD
- パワーハラスメント（パワハラ）
- 就業規則
- 懲戒

なぜ，知らなきゃマズイ

　パワハラについては，2022年（大企業は2020年）から，事業主に対する法的規制[*1]が導入されました。職場におけるパワーハラスメントを防ぐための指針（以下，パワハラ指針）[*2]も同時に発出され，パワハラが明確に定義されています。パワハラという概念は以前からありましたが，法律やそれに基づく指針などで明確化されておらず，判断基準がありませんでした。明文化されたことで，当事者の感覚だけではなく，第三者からも判断しやすくなりました。

　そこで，今までは問題とならなかった行為が，パワハラとして認定される可能性がでてきました。パワハラの加害者としていきなり訴えられ，調査対象となることもありえるので，日頃の言動に注意が必要です。パワハラと認定されてしまうと，懲戒処分の対象や，配置転換になる場合もあり，

[*1] 労働施策の総合的な推進並びに労働者の雇用の安定及び職業生活の充実等に関する法律
[*2] 事業主が職場における優越的な関係を背景とした言動に起因する問題に関して雇用管理上講ずべき措置等についての指針．令和2年厚生労働省告示第5号（https://www.mhlw.go.jp/content/11900000/000605661.pdf）

キャリアを台なしにしかねません。

　厚生労働省は「職場におけるハラスメントの防止のために」[*3]を発出しています。管理者，事業主が講ずべき対策が網羅的に記載されていますので，参考にしてください。

＊3　厚生労働省：職場におけるハラスメントの防止のために（セクシュアルハラスメント／妊娠・出産・育児休業等に関するハラスメント／パワーハラスメント）(https://www.mhlw.go.jp/stf/seisakunitsuite/bunya/koyou_roudou/koyoukintou/seisaku06/index.html)

Case 45 暴力や，業務と関係ない内容の叱責の事例

研修医AはB大学病院に1年間勤務後，C病院へ異動。C病院での勤務は3カ月目に入るが，平均残業時間は月150時間を超えている。残業時間の増加とともに様々なミスが重なり始めた。

C病院：B大学病院からの出向先の病院の中でも，特に患者が多く忙しい病院。指導医DはC病院の○○科の研修担当の15年目の医師。

医師EはC病院外科の大ベテラン。20年目の医師だが，思い通りにならないとすぐに大きな声で叱責する。

医局にて

研修医A：（あれ……次は，何をすればいいんだっけ）

指導医D：A先生，もう手術の時間だぞ。

研修医A：あ，D先生。すいません。

指導医D：A先生，最近ぼーっとしてないか？　しっかりしてくれなきゃ困るよ。

（何気ない感じでAの頭をバシっとたたく）

研修医A：痛っ……。

指導医D：A先生は大げさだな。これだから都会育ちは。ほら，次は手術だぞ。E先生を待たせないように。

手術室にて

医師E：ん……？　手術器具が足りないぞ！　誰だ！　準備したのは！！

研修医A：あ……僕…です。

医師E：またお前か。最近たるんでるんじゃないか？　田舎の病院だと思って，なめとるんか！　もう必要ないから出ていけ！

196　9章　ハラスメント関連法

後日，医局にて ————————

研修医Ａ：Ｅ先生，何かご用でしょうか。

医師Ｅ：Ａ先生，正直言って，君は全然戦力になってないよ。今の状況は，給料泥棒だってわかってるかね？

研修医Ａ：すいません。

医師Ｅ：謝ればいいってもんじゃないんだよ。君ができないのは，ご両親にも責任があるんじゃないかね？　ご両親に連絡して，一度来てもらったほうがいいかね？

研修医Ａ：いえ……両親は関係ないので。私の不注意ですいません。

▶Focus Point

「客観的にみて，業務上必要かつ相当な範囲で行われる適正な業務指示や指導」とは

パワハラ指針では，以下の3つをすべて満たすものをパワハラと定義しています（以下，パワハラ3要件）。

- 優越的な関係を背景とした言動である
- 業務上必要かつ相当な範囲を超えたもの
- 労働者の就業環境が害されるもの

ただし，「客観的にみて，業務上必要かつ相当な範囲で行われる適正な業務指示や指導については，職場におけるパワーハラスメントには該当しない」と注記されています。労働者の主観ではなく，客観的に判断されることに注意が必要です。

● パワハラ3要件の行為例と該当例

パワハラ指針には，パワハラ3要件を満たす具体的な行為例として，**表1**の6項目が挙げられています。

表1　パワハラ3要件を満たす具体的な行為例

行為例	該当例	非該当例
身体的な攻撃（暴行・傷害）	①殴打，足蹴りを行うこと。 ②相手に物を投げつけること。	①誤ってぶつかること。
精神的な攻撃（脅迫・名誉棄損・侮辱・ひどい暴言）	①人格を否定（性的指向・性自認等を含む）したり，侮辱的な言動を行うこと。 ②必要以上に長時間にわたる厳しい叱責を繰り返し行うこと。 ③他の労働者の面前における大声での威圧的な叱責を繰り返し行うこと。 ④相手の能力を否定し，罵倒するような内容の電子メール等を当該相手を含む複数の労働者宛てに送信すること。	①遅刻など社会的ルールを欠いた言動が見られ，再三注意してもそれが改善されない労働者に対して一定程度強く注意をすること。 ②重大な問題行動を行った労働者に対して，一定程度強く注意をすること。
人間関係からの切り離し（隔離・仲間外し・無視）	①仕事を外し，長期間にわたり，別室に隔離したり，自宅研修させること。 ②同僚が集団で無視をし，職場で孤立させること。	①新規採用者育成のために短期間集中的に別室で研修等を実施すること。 ②懲戒処分を受けた労働者を通常業務に復帰させるために，一時的に別室で必要な研修を受けさせること。
過大な要求（業務上明らかに不要なことや遂行不可能なことの強制・仕事の妨害）	①勤務に直接関係のない肉体的苦痛を伴う過酷な環境下での作業を長期間にわたり命ずること。 ②到底対応できないレベルの業績目標を課し，達成できなかったことに対し厳しく叱責すること。 ③業務とは関係のない私的な雑用の処理を強制的に行わせること。	①労働者を育成するために現状よりも少し高いレベルの業務を任せること。 ②業務の繁忙期に，業務上の必要性から，当該業務の担当者に通常時よりも一定程度多い業務の処理を任せること。
過小な要求（業務上の合理性なく能力や経験とかけ離れた程度の低い仕事を命じることや仕事を与えないこと）	①管理職である労働者を退職させるため，誰でも遂行可能な業務を行わせること。 ②気にいらない労働者に対して嫌がらせのために仕事を与えないこと。	①労働者の能力に応じて，一定程度業務内容や業務量を軽減すること。
個の侵害（私的なことに過度に立ち入ること）	①労働者を職場外でも継続的に監視したり，私物の写真撮影をしたりすること。 ②労働者の性的指向・性自認や病歴，不妊治療等の機微な個人情報について，当該労働者の了解を得ずに他の労働者に暴露すること。	①配慮を目的として，家族の状況等についてヒアリングを行うこと。 ②本人の了解を得て，性的指向・性自認や病歴，不妊治療等の機微な個人情報について，必要な範囲で人事労務部門の担当者に伝達し，配慮を促すこと。

（事業主が職場における優越的な関係を背景とした言動に起因する問題に関して雇用管理上講ずべき措置等についての指針．令和2年厚生労働省告示第5号をもとに作成）

本Caseでは，指導医Dや医師Eの言動は，研修医Aの繰り返されるケアレスミス行為に対する注意なので，業務上の指導と言えます。

まず，指導医Dが研修医Aの頭をたたいた行為は，**表1**の「身体的な攻撃」に該当します。ただし，指導医Dや医師Eの発言は，しだいにエスカレートしているので，**表1**の「精神的な攻撃」の類型にも該当する場合が考えられます。あくまでも例示なので，これらに限られるものではありませんが，個別に検討していきます。

パワハラ指針には，社会通念に照らし，明らかに業務上必要性がない，またはその態様が相当でない以下のものがパワハラに含まれると記載されています。

- 業務上明らかに必要性のない言動
- 業務の目的を大きく逸脱した言動
- 業務を遂行するための手段として不適当な言動
- 当該行為の回数，行為者の数など，その態様や手段が社会通念に照らして許容される範囲を超える言動

さらに，「この判断に当たっては，様々な要素（当該言動の目的，当該言動を受けた労働者の問題行動の有無や内容・程度を含む当該言動が行われた経緯や状況，業種・業態，業務の内容・性質，当該言動の態様・頻度・継続性，労働者の属性や心身の状況，行為者との関係性等）を総合的に考慮することが適当である。また，その際には，個別の事案における労働者の行動が問題となる場合は，その内容・程度とそれに対する指導の態様等の相対的な関係性が重要な要素となることについても留意が必要である」とされています。

● 社会通念上許容されるのはどこまでか

本Caseは，実際の裁判例[*4]を参考にしています。指導医Dによる暴行および同暴行が他の医療者の面前で行われたことから，院長の知るところ

---

*4　広島高裁松江支部判決　平成27年3月18日

となりました。医師Eは，指導医Dの研修医Aへの態度を指導するように院長から言われていたにもかかわらず，医師Eがまったく対応してませんでした。また，このCase内で触れた叱責は，いずれも社会通念上許容される指導または叱責の範囲を明らかに超えるものとの判断でした。これらのことが正当化を阻む要素として指摘されています。

ほかにも複数の叱責が認定されていますが，個々の指導や叱責は，一応の合理的理由はあり，個別に取り出せば社会通念上許容される限度を超えるものではなかったと言えなくもありません。しかし，研修医Aを「お前」と呼んだり，患者さんの前で注意をするといった行動が，穏当さを欠き，適切とは言い難い言動を多分に含むものであり，これらの継続により研修医Aをいっそう萎縮させた，と判断しています。

前述の基準に当てはめると，「田舎の病院だと思ってなめとるのか！」と大声でどなりつけたり，研修医Aの仕事ぶりでは給料分に相当していない，「両親に連絡しようか」といった発言は，業務上の指導とは直接関係なく，①「人格を否定」や，④「相手の能力を否定し，罵倒する」に該当します。

叱責は，患者やスタッフの面前で繰り返され，③「他の労働者の面前における大声での威圧的な叱責」に該当します。また，指導医Dは暴力行為にも及んでいますので，パワハラ3要件のうち，「業務上必要かつ相当な範囲を超えた」と言えます。

なお，医療機関の事務職員が，単純な入力ミスなどを繰り返し，注意をしても是正されなかった裁判例[5]において，指導が繰り返された事務員が，裁判でパワハラを主張したところ，裁判所は，度重なるミスは「正確性を要請される医療機関においては見過ごせない」ものとして，「時には厳しい指摘・指導や物言いをしたことが窺われるが，それは生命・健康を預かる職場の管理職が医療現場において当然になすべき業務上の指示の範囲内にとどまるもの」として，適切な指導であったと判断しています。上記の判断では，「業種・業態，業務の内容・性質」が考慮されています。裁判

---

[5]　東京地裁　平成21年10月15日

所は，医療現場において，通常に比して正確性を期すための指導が必要であることに理解を示してはいますが，時代の変化に合わせた指導法の配慮が必要であることは言うまでもありません。

● パワハラ防止のために講じるべき措置

パワハラ指針に記載されている，事業主がパワハラ防止のために講じなければならない措置の概要は，**表2**に示した3点で，それぞれについて具体的要求事項が記載されています。併せて，関係者のプライバシー保護や相談者および調査協力者に不利益な取り扱いをしないなどの配慮も求めています。病院では，一般企業における役職の上下関係に加えて，同一職種内および他職種間において，権力勾配が比較的明確であるため，パワハラ3要件のうちの「優越的な関係を背景とした言動」が発生しやすい状況があります。

裁判所も，院長の命令にもかかわらず，医師Eが指導医Dを適切に指導しなかったばかりか，自らも相当性な範囲を超えた叱責を繰り返していたことも認定の要素として挙げています。

表2　事業主がパワハラ防止のために講じなければならない措置の概要

事業主の方針等の明確化及びその周知・啓発	1. 全従業員に対して，パワーハラスメントの内容及び禁止方針を明確化 2. パワハラ行為者に対する，厳正な対処方針及び対処の内容（懲戒等）を就業規則等に規定
相談に応じ，適切に対応するために必要な体制の整備	1. 相談体制の整備及びその周知 2. 担当者による適切な対応明らかなパワハラが以外に，発生のおそれ，判断が微妙な場合も含む 　i.　相談窓口の担当者と人事部門とが連携できる仕組 　ii.　マニュアルに基づき対応 　iii.　相談窓口担当者の研修
職場におけるパワーハラスメントに係る事後の迅速かつ適切な対応	1. 双方から事案に係る事実関係を，迅速かつ正確に確認 2. パワーハラスメントが生じた事実が確認できた場合 　i.　被害者に対する 適正な配慮 　ii.　行為者に対する適正な措置 3. 再発防止に向けた措置

（事業主が職場における優越的な関係を背景とした言動に起因する問題に関して雇用管理上講ずべき措置等についての指針. 令和2年厚生労働省告示第5号をもとに作成）

1　これってパワハラですか？ ──指導とパワハラの境界は

● ケアレスミスの背景にメンタル不調があった場合

　本Caseのモデルとなった事例では，研修医Aは，休職後まもなく自死の状態で発見されました。C病院における過重労働を背景としたケアレスミスの繰り返しに対する過度の叱責によりメンタルの不調をきたし，うつ病を発症し，自死に至ったことが認定されました。病院と医局長，部長が訴えられました。一審では医局長と病院に責任が認められましたが，二審では，病院に対してのみ高額の賠償が命じられています。

　ハラスメントによるメンタル不調については，適切な指導や環境整備が行われていたかどうかが問題になります。パワハラは，その行為者の人間性の問題である場合もありますが，行為者にのしかかるストレスを無意識により弱い者へ向けてしまう場合も少なくありません。

　とりわけ，ハラスメントを受けた労働者の病状が重く，自死などに至ってしまった場合，単なるパワハラのレベルではなく，事業主が適切な安全配慮を怠ったとされる場合もあり，まさに，本件はそのような事案でした。ハラスメントとしての行為が同じだったとしても，裁判では，結果の重大性が判断に影響を与えることは否めません。

　パワハラ法は，事業主に対する指針の策定およびその周知・啓蒙や，労働者に対する相談・対応の実施を求めています。違反に罰則はありませんが，自殺事故を起こしてしまうような重大なハラスメントに対しては，行政から事業主に対する助言，指導または勧告などが行われる可能性があり，レピュテーションにも非常にネガティブな影響があります。

　たとえば，本Caseの場合，研修医のパフォーマンスといった単に表面的な行動のみではなく，慢性的に人員が著しく不足し，過大な負担がかかっている，といった背景事情も含めた対応が求められます。当該労働者が適切に行動の是正ができるような環境整備を行うことが，従前にも増して重要です。

Case **45** まとめ

- 厚生労働省によるパワハラの定義を知る
- 病院では多様な職種があるため立場の優劣がおきやすい点にも注意
- パワハラは，被害者の主観ではなく諸般の事情も含めて客観的に総合判断される
- パワハラの類型と典型パターンを理解する
- ハラスメントを放置した管理者が責任を問われることも

9章 ハラスメント関連法

2 患者の性的な言動って，我慢しなければならないのでしょうか？
―― 医療機関で求められるセクハラへの対応

KEY WORD ● ハラスメント
● セクシュアルハラスメント（セクハラ）
● ペイシェントハラスメント
● カスタマーハラスメント（カスハラ）
● モンスターペイシェント

なぜ，知らなきゃマズイ

　セクシュアルハラスメント（以下，セクハラ）と言ってしまうと，日本ではあまり重く響かないかもしれません。しかし，その中には，同性，異性を問わず，道端で見ず知らずの他人の体に相手の意に反して必要以上に触れたり，性的関係を強要したりといった性的な行動もあり，立派な犯罪に該当する行為も含まれています。

　セクハラは，通常，職場の関係性の中に発生します。そもそも，性的な嫌がらせを受けているということ自体を言い出せない背景事情，権威勾配が存在する，すなわちパワーハラスメント（以下，パワハラ）と抱き合わせが多くなっています。

　また，性犯罪が成立するためには，相手の意に反しているという要件が不可欠であるため，実際の刑事事件になった場合には，同意の有無が争われることが少なからずあります。明確な言質がないことが多い中で，加害

者とされた側には，同意があると過信していた，あるいは，状況の変化とともに，相手が同意はなかったと言い出す，といった場合もみられます。このような場合，同意の有無について，拒否できない関係性ということから，権威勾配の上に立つ側に不利に作用します。近時，1つの事件が表面化すると，ほかの被害者も声を上げるといったことで，会社ぐるみで事件化していることも報道されており，レピュテーションに大きな影響を与えます。併せて，刑法も性犯罪について，加害者側に厳しい方向に改正されていることにも，注目に値します。

また，病院特有の問題として，患者やその家族によるセクハラについては，法律[*1] [☞COLUMN「ハラスメント防止関連法成立の経緯」(p212) 参照]に基づいて厚生労働省の指針[*2]に詳細が定められ，自社内だけでなく，顧客や他社の労働者らからの被害に関する規律が定められています。特に医療現場における行為者の例として，「患者又はその家族」も明示されています。したがって，病院管理者が患者やその家族から従業員へのセクハラを漫然と放置していると，法的義務に違反していると判断される場合がありますので，対応が必須です。

厚生労働省は，セクハラ対策に関する指針やリーフレット[*3, 4]を発出しています。管理者，事業主が講ずべき対策が網羅的に記載されていますので，参考になります。

---

*1 　男女雇用機会均等法
*2 　厚生労働省：事業主が職場における性的な言動に起因する問題に関して雇用管理上講ずべき　措置等についての指針 (https://www.mhlw.go.jp/content/11900000/000605548.pdf)

*3 　厚生労働省：職場におけるハラスメント関係指針 (https://www.no-harassment.mhlw.go.jp/pdf/harassment_sisin_baltusui.pdf)

*4 　厚生労働省：(事業主向け)職場におけるセクシュアルハラスメント対策に取り組みましょう！！ (https://www.mhlw.go.jp/content/11900000/000333510.pdf)

Case 46　管理者が患者からのセクハラを放置する

看護師Cは3年目の病棟看護師で，特別室の患者Dの担当。患者Dは特別室に入院中で，人によって態度を変えるタイプ。自分より下にみている人に対して，失礼な態度をとる傾向がある。

看護師長Eは15年目のベテラン看護師で病棟のことは何でも知っていて，医師からも一目置かれている。

患者Dは，何かにつけてナースコールを押し，看護師Cを呼びつけてはプライベートな質問を繰り返していた。

看護師C：Dさん，どうしましたか？

患者D：いやぁ，入院も長引いてるし，寂しくなってしまってね。話し相手がほしいんだよ。

看護師C：確かに，おひとりの時間が長いと寂しいですよね。

患者D：Cちゃんは優しいなぁ。彼氏はいるの？

患者Dが，看護師Cの手を握ってきた。看護師Cは患者Dの手を振り払いながら……。

看護師C：やっ，やめて下さい。プライベートな質問には答えません。

患者D：なんだよ，ノリが悪いなぁ。それくらい，いいじゃないか。

看護師C：すいません。

患者D：じゃあ，友達になったら問題ないよね。電話番号教えてよ。退院したらご飯でも行こうよ。

看護師C：すいません，それも難しくて……そういったお誘いはやめていただきたいです。

患者D：なんだよ，その態度。こっちが下手に出てれば……もういいよ！

後日，ナースコールが鳴り，看護師Cが患者Dの個室に向かう。

看護師C：Dさん，どうされましたか？
患者D：遅いよ！　何やってたんだよ！！
看護師C：すいません，別の患者さんの対応をしていて……。
患者D：こっちは高いカネ払って特別室に入ってやってるんだから，ほかの患者なんか無視して，こっちを優先しろよ！

ナースステーションにて

看護師C：師長，すいません，ご相談がありまして……。
看護師長E：Cさん，暗い顔してどうしたの？
看護師C：担当患者のDさんのことなのですが。
看護師長E：ああ，特別室のDさんね。礼儀正しい患者さんよね。Dさんがどうかしたの？
看護師C：実は，頻繁にナースコールで呼ばれて，プライベートな質問をされたり，声を荒げてクレームを言われたりしていて，怖くて，毎日出勤するのがつらいんです。
看護師長E：特別室のDさんよね？　そんな態度とられたこと，一度もないわよ。Cさんが気づかないうちに，失礼なことでもしたんじゃないの？
看護師C：いえ，そんなことは……。
看護師長E：Cさんが頼りないし，隙がありそうだから，そんな態度をとられるんじゃないかしら。現に，私はそんな態度をとられたこと一度もないわよ。特別室の患者さんなんだから，それをわきまえて対応してくれなきゃ困るわよ。とにかく，Dさんを不快にさせるようなことはしないでよね。ただでさえ，人数が少なくて手いっぱいなのに。

▶Focus Point

- 患者からの性的嫌がらせも，セクハラとして対応する必要がある
- 相談を受けた管理者も適切に対応しなければ責任を問われる可能性がある

● セクハラ防止法の規律

　　セクハラについては，取引先，顧客，求職者らの外部者の関係についても事業主の対応が義務化されており，「望ましい取り組み」とされているパラハラ [☞9章1「これってパワハラですか？──指導とパワハラの境界は」(p194) 参照] とは一線を画し，厳しくなっています。

　　まず，セクハラの対象となる行為は，**表1**のようなものです。

表1　セクハラの対象となる行為

類型	行為の内容
性的な内容の発言	性的な事実関係を尋ねること，性的な内容の情報を意図的に流布することなど
性的な行動	性的な関係を強要すること，必要なく身体に触ること，わいせつな図画を配布することなど

　　セクハラの類型は，**表2**の2類型にわかれています。

表2　セクシュアルハラスメントの類型

類型	行為の内容
対価型	職場において行われる労働者の意に反する性的な言動に対する労働者の対応により，当該労働者が解雇，降格，減給などの不利益を受けること
環境型	職場において行われる労働者の意に反する性的な言動により労働者の就業環境が不快なものとなったため，能力の発揮に重大な悪影響が生じるなど当該労働者が就業する上で看過できない程度の支障が生じること

事業主が行うべき雇用管理上の措置の枠組みは，**表3**の通りで，パワハラと共通です。そのほか，プライバシーの配慮，相談，紛争解決手段を講ずることに対する不利益取扱いの禁止が求められています[*3]。

表3　事業主が行うべき雇用管理上の措置の枠組み

雇用管理上の措置
1. 事業主の方針などの明確化およびその周知・啓発
2. 相談に応じ，適切に対応するために必要な体制の整備
3. 職場におけるセクハラにかかわる事後の迅速かつ適切な対応 　①双方からの事実確認 　②ハラスメントが確認された場合，当事者間の関係調整 　③再発防止措置

　表3-3①の事実確認における留意点として，他のハラスメントは，行為自体がハラスメントに該当するかが客観的に判断されるのに対して，セクハラは被害者がどのように感じたか，という主観が重視されます。また，行為がハラスメントに該当するかは，精神的なパワハラでは，職務上の注意の場合，裁判でも地裁と高裁で結論がわかれるなど，判断が難しいものがあります。しかし，対価型のセクハラの場合，外形的な行為は，誰が見てもハラスメントか否かの判断は容易である場合が多いです。だからこそ，被害者の主観が重要になってきます。あからさまに相手が断らない場合であっても，受け入れているということではなく，拒否できないという権威勾配が存在していることも重要な判断要素になってきます。

　以前に内々に済まされていたことであっても，近年の社会情勢の変化により，ひとたび，事がオープンになれば，セクハラと認定され，行為者としても，今まで築き上げてきた社会的地位を失ってしまいます。被害者も，セクハラと認められたとしても，風評に晒され，元の状態に戻れるわけではないので，誰も勝者はおらず，虚しさだけが残ります。そのようなことにならないように，防止するための環境整備が求められていますので，そのようなトレンドから取り残されないことが重要です。

　なお，ハラスメント行為者へのペナルティは，就業規則などに懲戒など

の形で記載されることが厚生労働省の指針上定められているので，それに合わせて就業規則の改定が行われている事業所が一般的です。つまり，ハラスメントと認定されると，自動的に懲戒対象となるということです。

　医療現場では，応招義務という特有の問題もありますので，態様によっては，信頼関係が破壊されたことを正当な理由として診療を断ることを検討すべきです。応招義務の詳細は3章「この患者，本当に断って大丈夫？──応招義務と正当事由」(p44) を参照して下さい。

　事業主が行うべきハラスメント防止のための対策として，マニュアルの作成や研修の実施が効果的とされています。また，業種・業態の特性による被害の実態をふまえて，それぞれの状況に応じた取り組みを進めることにも言及されています。

● 患者からのセクハラかつパワハラの本事例

　本事例は，何かにつけてナースコールで呼び出され，訪室すると，職務にまったく関係のない異性関係を含む個人的な質問をされたり，食事に誘われたり，意に反して手を握られたりするなどの行為が繰り返しみられたため，出勤に苦痛を感じるほどになっていました。そのため，「環境型セクシュアルハラスメント」の要件を満たし，セクハラに当たる状況だと判断できます。

　また，看護師Cが患者Dからの誘いを断ったことを契機に，個室内で1対1のときのみ，患者Dからの暴言，嫌がらせが執拗に繰り返されるようになりました。その内容は，客観的にもみても，医療として提供されるべきサービスの内容を超えており，その要求態様も恐怖を感じる内容でした。精神的な攻撃および過大な要求として，顧客による「著しい迷惑行為」に該当し，パワハラとしての要件も満たすと言えます〔☞9章1「これってパワハラですか？──指導とパワハラの境界は」(p194) 参照〕。

　ただし，パワハラへの対応は，あくまでも「事業主の努力義務」なのに対して，セクハラについては「事業主の対応義務」があります。したがっ

て，セクハラ事案として，適切な事後対応を講じる義務があるととらえ対応すべきです。ちなみに，パワハラ・セクハラの両指針において，両者の相談窓口を一体的に設置し，一元的に相談に応じることのできる体制整備が望ましいとされています。これは，両者が混在している実態が多いことを物語っています。

　なお，相談などにあたっては，当該病棟を管理するE看護師長は，管理者であるにもかかわらず，看護師Cからの求めに対して取り合わず，適切な対応を欠いた点で，適切な管理者とは言えません。そのため，当該部署の管理に関係しない立場の者が相談に応じ，事実関係を確認する必要があります。事実が確認された場合，直ちに看護師Cを患者Dの担当から外す，主治医から厳重注意し，病状によっては退院を求めるなど，再発防止のための対応が必要です。さらに，E看護師長に対して，管理者としての適切な対応を欠いたことについての，指導・処遇も検討されるべきです。

Case 46 まとめ

- セクハラの類型を理解する
- セクハラは被害者の「主観」が重視される
- セクハラは事業主に「対応義務」がある

● COLUMN

ハラスメント防止関連法成立の経緯

　ハラスメントのうち，日本で最初に立法対象となったのは，セクハラで，「雇用の分野における男女の均等な機会及び待遇の確保等に関する法律」(以下，均等法)において，事業主の雇用管理上の配慮義務条項が1999年に施行されました(図-ⅰ)。その後，2007年に法改正により，事業主の雇用管理上の配慮義務から，措置義務へと具体化され(図-ⅱ)，「事業主が職場における性的な言動に起因する問題に関して雇用管理上講ずべき措置についての指針」も示されました。

　その後の2017年には，法改正(図-ⅲ)により，妊娠・出産等に関する上司・同僚による就業環境を害する行為(以下，マタハラ)に対する防止措置を義務づける規定が施行され，事業主に対して管理上の指針*5も示されました。〔☞9章3「これって，マタハラですか？──妊娠・出産に関する言動により，職場環境が害される」(p216)参照〕

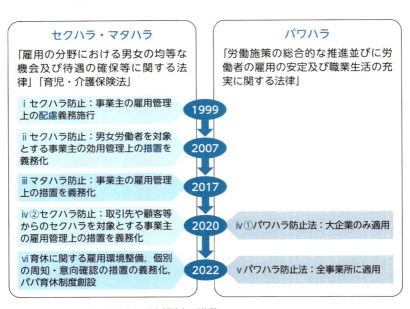

図　ハラスメントをめぐる法規制の推移

また，2024年からいわゆる「パパ育休」制度が拡充されました[*6]。その取得を妨げる行為も，ハラスメントとみなされかねませんので，適切な周知，意向調査を行うなどの注意が必要です。

　パワハラについては，上記とは異なる「労働施策の総合的な推進並びに労働者の雇用の安定及び職業生活の充実等に関する法律」の中に，2020年6月から新たな条項（以下，パワハラ防止法）（図-ⅳ①）が設けられ，厚生労働省から事業主に対して管理上の指針が示されました[*7]。

　セクハラ・マタハラ・パワハラの3つのハラスメントについて，各種指針や啓蒙活動のためのパンフレットなど[*8]が発出され，厚生労働省のWEBページに各種教材がアップされています。

　事業主が行うことが好ましい取り組みとして，事業所内だけではなく，取引先や顧客らからのパワハラについても，被害者への相談・対応や，職務上の配慮，再発防止などが明記されています。これと同時に，取引先や顧客らからのセクハラについての指針[*2]（図-ⅳ②）が改定されました。その詳細は，事例の解説で述べた通りです。

　また，実際にハラスメントが発生した場合，当事者間のみならず，事業主との関係においても，紛争解決が困難な事例も少なくありません。最終的には，裁判によって紛争解決が図られることになりますが，時間，労力，費用のいずれにお

---

*5　厚生労働省：事業主が職場における妊娠，出産等に関する言動に起因する問題に関して雇用管理上講ずべき措置等についての指針（平成28年厚生労働省告示第312号）(https://www.mhlw.go.jp/content/11900000/000605635.pdf)

*6　厚生労働省：育児・介護休業法 改正ポイントのご案内(https://www.mhlw.go.jp/content/11900000/000789715.pdf)

*7　厚生労働省：事業主が職場における優越的な関係を背景とした言動に起因する問題に関して雇用管理上講ずべき措置等についての指針（令和2年厚生労働省告示第5号）(https://www.mhlw.go.jp/content/11900000/000605661.pdf)

*8　厚生労働省：職場におけるパワーハラスメント対策が事業主の義務になりました！(https://www.mhlw.go.jp/content/11900000/000611025.pdf)

いてもハードルが高くなります。そのため，より迅速・簡便にこれらの関係を調整するための制度が法律上準備され，都道府県の労働局が窓口になっています。

セクハラ・マタハラ・パワハラのいずれにおいても利用可能ですが，セクハラやマタハラは，多くの場合，権威勾配があるために抵抗できないことが少なからずあり，それが故に重大化することが多いのが実態です。

● COLUMN

カスハラ対策の動向

各種ハラスメントに対する法整備をご紹介してきましたが，近時，カスタマーハラスメントも注目され，東京都や北海道等で2024年に防止のための条例が制定され，2025年中の施行が予定されています。たとえば，東京都の条例では，「カスタマー・ハラスメント」を「顧客等から就業者に対し，その業務に関して行われる著しい迷惑行為であって，就業環境を害するもの」と定義しています。ここでいう，「著しい迷惑行為」とは「暴行，脅迫その他の違法な行為又は正当な理由がない過度な要求，暴言その他の不当な行為」とされています。

従前のハラスメント関連法が規定されている領域では，基本的に当該事業者が雇用している者の間での行為であったため，就業規則等で懲戒等の制裁を求める構造になっていました。しかし，顧客に就業規則等は適用されないため，実効性の確保の難易度はより高まりそうです。そのような状況下で罰則等は規定されていない自治体が多い中，三重県桑名市の条例では，カスハラ行為者の氏名公表が定められていて，一歩踏み込んだ内容となっており，今後の動向が注目されます。

また，医療界にとって注目すべきは，新潟県病院局が2024年5月に交付した「ペイシェントハラスメント対策指針」[*9]です。対応方針の3本柱として，「組織

---

*9 病院局業務課：新潟県病院局ペイシェントハラスメント対策指針
（https://www.pref.niigata.lg.jp/uploaded/life/677384_2027172_misc.pdf）

的対応，毅然と対応，警察への相談・通報をためらわない」が掲げられるとともに，ペイシェントハラスメントが抵触する法律（犯罪）を具体的に列挙しています。実践編として具体的な暴言型，暴力型，セクハラ型，時間拘束型，リピート型，威嚇・脅迫型，権威型，院外拘束型，SNS／インターネット上での誹謗中傷型が挙げられ，具体的対応例，迷惑行為が犯罪に該当する事例の提示，啓蒙用の掲示物から警告書や誓約書の書式等，かなり実用的なものになっています。

9章 ハラスメント関連法

3 これって,マタハラですか？
── 妊娠・出産に関する言動により,職場環境が害される

KEY WORD
- ハラスメント
- マタニティーハラスメント(マタハラ)
- パタニティーハラスメント(パタハラ)
- 育児休業

なぜ,知らなきゃマズイ

2023年4月および10月から改正された法律[*1]について,理解しているでしょうか。妊娠・出産に関連した従前通りの対応が,知らず知らずのうちにマタニティーハラスメント(以下,マタハラ)に該当してしまう可能性があります。

マタハラは,「職場において行われる上司・同僚からの言動(妊娠・出産・育児休業等の利用に関する言動)により,妊娠・出産した女性労働者や育児休業等を申出・取得した男女労働者等の就業環境が害されること」と定義されています[*2]。

いわゆるマタハラには,**表1**に示す2つの型があります。パパ育休,パタハラについてはCOLUMN「パタハラにご注意！ パパ育休,取らせないのも

[*1] 育児休業,介護休業等育児又は家族介護を行う労働者の福祉に関する法律(育児・介護休業法)
[*2] 厚生労働省：職場における妊娠・出産・育児休業・介護休業等に関するハラスメント対策やセクシュアルハラスメント対策は事業主の義務です！！. p12. (https://www.mhlw.go.jp/file/06-Seisakujouhou-11900000-Koyoukintoujidoukateikyoku/0000137179.pdf)

表1 マタハラの2つの型

類型	行為の内容
状態への嫌がらせ型	女性労働者が妊娠したこと，出産したこと，その他の妊娠又は出産に関する言動により就業環境が害される
制度等の利用への嫌がらせ型	産休[*3]や，育休[*1]，その他の関連制度・措置の利用に関する言動により就業環境が害されるもの

ハラスメント？」(p222) を参照して下さい。

　厚生労働省は，マタハラ・パタハラ対策に関する指針やリーフレットなど[*2, 4]を発出しています。管理者，事業主が講ずべき対策が網羅的に記載されていますので，参考にしてください。

[*3] 労働基準法
[*4] 厚生労働省：事業主が職場における妊娠、出産等に関する言動に起因する問題に関して雇用管理上講ずべき措置等についての指針（平成28年厚生労働省告示第312号）(https://www.mhlw.go.jp/content/11900000/000605635.pdf)

Case 47　妊娠を報告しにくい環境を作り出している上司

専攻医Aは，現在妊娠6週。つわりの症状がひどいので，休みをとりたいと思っているが，まだ誰にも言えていない。指導医Bは，日頃から「若い女は，すぐ妊娠するから使えない」と公言しているが，周りにそれを注意する人はいない。

専攻医A：B先生，ちょっとお話が……。
指導医B：どうしましたか，A先生。入院中の患者さんについてかな？
専攻医A：ちょっと体調が悪いので，お休みを頂きたいのですが。
指導医B：1日くらいの休みなら，問題ないですよ。前にいた研修医C先生みたいに，妊娠したからって，急に辞められるのは困りますけどね！
専攻医A：……やっぱり大丈夫です。今日1日くらいは，なんとか頑張れそうなので。
指導医B：無理しないで下さいよ。急に辞められでもしたら，こっちが困るので。
専攻医A：（C先生が辞めた理由はわからないけど，何か嫌がらせでもされたのかな。こんな状況じゃ，産休も育休もとりにくいなぁ……）

▶ Focus Point

無意識マタハラになりそうな雰囲気を作り出していないか

　　厚生労働省の指針によると，職場におけるマタハラとは「上司・同僚からの言動（妊娠・出産したこと，育児休業等の利用に関する言動）により，妊娠・出産した女性労働者や育児休業等を申出・取得した男女労働者の就業環境が害されること」とされています。また，「業務分担や安全配慮等の観点から，客観的にみて，業務上の必要性に基づく言動によるものはハラスメントには該当しません」と並記されています。

　　本Caseを改めてみてみると，指導医Bから妊娠した専攻医Aに対する

218　**9章　ハラスメント関連法**

ハラスメントに該当するような直接の言動はありません。また，マタハラの対象者は，「妊娠・出産した女性労働者や育児休業等を申出・取得した男女労働者」に限定されています。そもそも指導医Bは，専攻医Aが妊娠していることは，まだ知らないので，厳密にはマタハラと認定することは難しいとでしょう。しかし，指導医Bの言動により，職場全体がマタハラの温床になってしまいます。

● 就業環境改善整備は事業主の責務か

指導医Bの言動は，今後，妊娠・出産を控えている職員にとっては，非常に負担になり，職場全体に影響を及ぼすものです。そのため，厚生労働省は，そのような否定的な言動（直接本人に言わない場合も含め）が頻繁に行われる職場について，制度などを利用する本人だけでなく，全従業員に理解を深めてもらうとともに，制度などの利用や請求をしやすくするような工夫をすることが大切，と言及しています（注：単なる自らの意思の表明を除きます）。

したがって，事業主には，指導医Bのような言動を放任するのではなく，すべての職員が妊娠・出産などや関連制度利用に対する否定的言動を控えるように指導する機会を設けるとともに，制度そのものを利用しやすい環境づくりが求められます。

ちなみに，厚生労働省の指針やその解説資料では，事業主に対して，マタハラ・パタハラの原因や背景要因を解消するための措置が求められています。具体的には，「周囲の労働者の業務負担が増大することもあることから，周囲の労働者の業務負担等にも配慮すること」「妊娠等した労働者の側においても，制度等の利用ができるという知識を持つことや，周囲と円滑なコミュニケーションを図りながら自身の体調等に応じて適切に業務を遂行していくという意識を持つこと」とされています。医療現場では，人材がひっ迫し，必ずしも容易ではありませんが，事業主は自ら制度を整え，制度の利用者，その周囲の労働者に啓発を行い，三者が協力しつつ，職場環境を整備していくことが重要です。

なお，ハラスメント行為者へのペナルティは，就業規則などに懲戒などの形で記載されることが，厚生労働省の指針上定められていますので，それに合わせた就業規則の改定が行われている事業所が一般的です。そのため，ハラスメントと認定されてしまうと，懲戒対象となってしまうこともあります。今後も，いろいろな制度の改正が行われる可能性もありますので，制度の理解が足りずにハラスメントにならないよう，アップデートを含め，正しい理解が重要です。

　就業規則については，COLUMN「確認したことはありますか？　就業規則の重要性」（p223）を参照して下さい。

Case 47　まとめ

- マタハラの2類型を理解する
- 事業主は適切な環境整備を
- ハラスメントにかかわる情報のアップデートを怠ると知らぬ間に加害者に

● COLUMN

妊娠・出産に関連した降格処分が違法と認定された裁判事例[5]

事案の概要

> 　副主任の地位にあった女性理学療法士Ｄが妊娠出産を契機に，労働基準法65条3項に基づいて軽易な業務への転換を求めたところ，別部屋に配置転換されるとともに副主任を解任されました。その後，育児休業明けに，配置転換前の職場の職場に復職するにあたり，Ｄが**復職にあたって降格について，同意した事実がないにもかかわらず**，副主任に戻さなかった事案について，裁判所は事実上降格の扱いになったとして違法と判断しました。なお，**復職時，同副主任には，Ｄよりも6年職歴の浅い者が任命されていました。**

　配置転換や，休職中に伴う職位は，ほかの職員との相対的な関係性があるため，既にほかの役職者がいる場合，難しいこともあります。裁判所は，妊娠中の軽易業務への転換を契機として降格させる事業主の措置は，不利益取扱いに当たるとした上で，以下のような基準を示しています。

　①当該労働者の転換後の業務の性質や内容，

　②転換後の職場の組織や業務態勢および人員配置の状況

　③当該労働者の知識や経験等を勘案するとともに

　④上記措置に係る経緯

　⑤当該労働者の意向　など

　上記を勘案して，事業主から適切な説明を受けて十分に理解した上でその諾否を決定しえたか否かを判断すべきとしました。

　本件は，地・高裁が請求を棄却したにもかかわらず，「本人に対して，適切な説明による応諾があったとは言えない」として，最高裁で違法な降格と判断され逆転勝訴となり，法整備の契機となった重要な判例です。

---

[5]　最高裁　平成26年10月23日

● COLUMN

パタハラにご注意！ パパ育休，取らせないのもハラスメント？

　2023年10月から，男性の産後育休（いわゆる産後パパ育休）の範囲が，子の出生後8週間以内に4週間までと拡充されたので，対応が必要です．詳細は**表2**および厚生労働省のWEBページ「育児・介護休業法，次世代育成支援対策推進法改正ポイントのご案内」[*6]を参照して下さい．

　同制度の実効性を担保するため，2024年4月から，事業主は，配偶者の妊娠・出産などを申し出た労働者に対して，育児休業制度などの周知と，休業の取得意向の確認を，個別に行うことが義務づけられています．また，2025年4月から，従業員1,000人以上の企業に対して，育児休業などの取得状況を年1回公表することが義務づけられています．

表2　産後パパ育休と育児休業制度

	産後パパ育休（R4.10.1〜）育休とは別に取得可能	育児休業制度（R4.10.1〜）	育児休業制度（現行）
対象期間 取得可能日数	子の出生後8週間以内に4週間まで取得可能	原則子が1歳（最長2歳）まで	原則子が1歳（最長2歳）まで
申出期限	原則休業の2週間前まで	原則1カ月前まで	原則1カ月前まで
分割取得	分割して2回取得可能（初めにまとめて申し出ることが必要）	分割して2回取得可能（取得の際にそれぞれ申出）	原則分割不可
休業中の就業	労使協定を締結している場合に限り，労働者が合意した範囲で休業中に就業することが可能	原則就業不可	原則就業不可
1歳以降の延長		育休開始日を柔軟化	育休開始日は1歳，1歳半の時点に限定
1歳以降の再取得		特別な事情がある場合に限り再取得可能	再取得不可

[*6] 厚生労働省：育児・介護休業法，次世代育成支援対策推進法改正ポイントのご案内（https://ikumen-project.mhlw.go.jp/kaisei_point/）

男性にも育児休業の取得が認められているため，意向確認および休暇希望者への対応が行われなければ，「制度等の利用への嫌がらせ型」のハラスメントと認定される可能性があるので，管理者・事業者は注意が必要です。

● COLUMN

確認したことはありますか？　就業規則の重要性

　使用者が，常時10人以上の労働者を雇っている場合は，労働時間・休暇，賃金・手当の支給，職務上の順守事項，懲戒，異動・転勤，定年・退職・解雇，退職金，福利厚生などが記載されている就業規則の作成および変更時に，労働基準監督署に届け出ることが法律で義務づけられています。労働契約の基礎となる重要な事項が記載され，従業員には就業規則の順守が義務づけられます。

　たとえば，退職金は就業規則に規定がなければ，支払われないのが通常です。近年は，育休や，介護休暇など，重要な法改正が続いていますから，それに合わせて就業規則も変更されていることが多いです。変更時は通知されます。いざとなってから知らなかったでは通用しないので，必ず確認しておきしょう。

10章

体系的理解のために

10章 体系的理解のために

フローチャートによるまとめ
——法律, ガイドラインの有無による パターン別対応

　ここまでは，個々のCaseの解説に主眼を置いて解説してきました。本章では，全体像を俯瞰することで，体系的理解をめざし，本書の内容をフローチャート化しまとめていきます（図）。

法律の定めの有無について

　まずフローチャートの出発点は，その事案の判断要素に特化した「法律に定めがあるか」です。今さらですが，法律は国家によって，その国民が守るべきととらえている規範を定めたものです。ただし，強制力があるものと，ないものがありますが，法律に従わない場合に「違法」と評価されてしまいますので，法律の有無を確認することは最初に行うべき最も重要

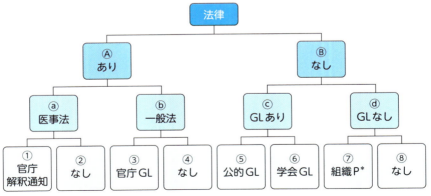

図　法律，ガイドラインの有無による判断のフローチャート
＊組織P；医療機関独自のポリシー（規則や先例）

なプロセスです。章別にみると，6章「悩ましいシーン：ガイドライン，医療倫理などの適用場面」（p121〜）については，特化した法律がありませんので，フローチャートの右側（図Ⓑ）に進みます。

　　ただ，時代の要請から多くの懸案事項が法制備される傾向にあり，そのスピードはかなり早いです。そのため，重要な判断の折に触れてインターネット等での確認をお勧めします。9章で扱ったパワーハラスメントは2020（令和2）年に大企業について，既存の法律にパワハラに関する条項が追加される形で，施行されました。中小企業では2022（令和4）年からと少し猶予されていましたが，現在は全面施行されています。図の右側の「法律なし」だったものが，左側の「法律あり」に移動した例です。さかのぼっていくと，障害者・高齢者の虐待についてはそれぞれ2012（平成24）年，2007（平成19）年，さらにさかのぼると個人情報保護は2003（平成15）年，DV防止法は2001（平成13）年と，無法地帯から，法律の支配下に移動しています。社会問題に立法で対応するトレンドがあり，一度成立した法律が廃止されることはほぼ想定されないので，新しい問題が発生し，行政が何らかの対応をすると図⑤の領域に入ってきて，その後，一定のインパクトをもつようになると，図①ないし図③に移動するイメージでとらえています。気を付けていないと，いつの間にか法律ができていたということにもなりかねませんので，私自身，立法の動向には常にアンテナを張るよう心掛けています。

医療に特化した法律の規定がないもの（図Ⓑ）について

　6章 Case 30〜33（p125〜）が該当します。定まった規範があるわけではないので，一般に自由度は高くなりますが，その分，知らず知らずのうちに，社会のコンセンサスからずれてしまう危険もあります。

フローチャートによるまとめ——法律，ガイドラインの有無によるパターン別対応　　227

● ガイドラインがある場合（図ⓒ）

　たとえば，倫理的問題を含む事例については，教科書を選んで一から勉強するということもありえます。しかし，教科書と言っても様々ですから，バラバラに考えるよりも，何か判断の基礎となるものがある方が考えやすいでしょう。そこで，近年汎用されているのがガイドラインです。特に急速に高齢化・核家族化が進むといった社会背景から，人生の最終段階の治療方針の意思決定のケースは要請が高く，ガイドラインが作成されているので紹介しています。ただし，ガイドラインと名の付くものは，誰でも作成ができることから，世の中に多数出回っており，信憑性に疑問符がつくものもあるため，ガイドラインの質を見きわめる視点も重要です。

厚生労働省のガイドライン

　まず，医療業界の我々が他と区別し最も重視すべきガイドラインは，厚生労働省が出しているものです（図⑤）。国会が制定した法律ではないので，前述の法律解釈とは異なりますが，厚生労働省がガイドラインを出す多くの場合は，その分野のトップレベルと思われる研究者に研究費を出し，その研究成果をもとに作成されています。従って，一般に学術的裏付けがしっかりしているととらえられます。もっとも，ガイドラインは法律ではなく，強制力はありませんので，必ずしも従わなければならないというものでもありませんが，とりあず，従っていれば万が一結果が伴わない場合であっても，説明責任は果たしやすいと考えられます。しかし，諸事情からガイドラインを知っていてもそれに従えない場合もあるでしょう。その場合は，なぜ従えないのか，第三者を納得させられる説明ができるようにしておくことが重要です。最も危険なのは，ガイドラインの存在を知らずに漫然とそれと異なることをしてしまうことです。結果が悪かった場合に，説明責任を果たせず，理解を得にくい状況に陥る危険性が高まります。これは，訴訟に発展した場合であっても同様です。

　医学領域の研究については，「医薬品，医療機器等の品質，有効性及び安全性の確保等に関する法律」（以下，薬機法）上の承認を目的としたいわゆる治験および臨床研究法に基づく特定臨床研究以外は総合的な法律はなく，

基本的には，2021（令和3）年に厚生労働省，文部科学省，経済産業省の連名で統合・改訂された「人を対象とする生命科学・医学系研究に関する倫理指針」で規律されていますので，この範疇に入ってきます。臨床研究法の対象研究も2018（平成30）年に同法が施行される前までは，すべてこの同指針の前身規定で規律されていましたので，部分的に**図ⓐ**に移動した形です。

学会のガイドライン

その次に重視すべきは，学会が作成しているガイドラインです（**図⑥**）。内外の学会が多種多様なガイドラインを出しています。ただし，学会と名がつけば何でも良いわけではなく，それらの価値は，学会の位置づけで決まります。また，海外の学会の場合は，その学会の格付けのみならず，日本にそのまま当てはめることが妥当かも併せて評価が必要です。近時の日本のガイドラインは，欧米の学会のガイドラインおよび国内の実情をふまえて作成されるものも一定数ある印象です。

なお，本書においては，官庁，学会以外が作成した指針については，ガイドラインではなく，組織固有のポリシーとして分類し，次に解説します。

● ガイドラインがない場合（図ⓓ）

まず，適用されるガイドラインがないことの判断が的確に行われている必要があります。たとえば，「人生の最終段階における医療・ケアの決定プロセスに関するガイドライン」を例に考えてみると，「人生の最終段階には，がんの末期のように，予後が数日から長くとも2～3カ月と予測が出来る場合，慢性疾患の急性増悪を繰り返し予後不良に陥る場合，脳血管疾患の後遺症や老衰など数カ月から数年にかけ死を迎える場合があります。どのような状態が人生の最終段階かは，本人の状態を踏まえて，医療・ケアチームの適切かつ妥当な判断によるべき事柄です」とされています。たとえば，ALS患者の人工呼吸器の導入・中止について，人生の最終段階と判断するのかはきわめて難しい問題であり，その判断如何で，ガイドラインの適用の有無が変わってきます。

フローチャートによるまとめ――法律，ガイドラインの有無によるパターン別対応

ガイドラインの有無にかかわらず，患者の強い希望で治療を中止し，結果として死亡した場合であっても，当該患者と医師との間だけで生命維持治療の継続に関わる重大な決定をしてしまうと，特に残された家族とトラブルになる場合はあります。ガイドラインがあり，それに従って，意思決定を行い，適切に記録されていれば，紛争当事者の遺族はさておき，第三者の理解は得やすいです。しかし，ガイドラインがない場合，適切な手続きを経て意思決定に至ったのかどうかを証明しにくく，まして，死人に口なしですから，どれだけ患者が望んでいたのかを客観的に証明するのが困難な場合もあります。過去には，心房粗動に対するアブレーション治療において，術前に輸血拒絶の意思表示を明確にしていた女性患者に対して，治療中に心タンポナーデをきたし，輸血が必要な事態に陥り，輸血を行わなかったために死亡した事例について，遺族から訴訟を起こされ病院が敗訴した裁判例[1]がありました。裁判所は，患者は自己の疾患について正確な説明を受けた上で本件治療のほかに取りうる有力な治療方針があったのに，これを選択しうる機会を奪われたとして，インフォームドコンセント取得に関する違反により600万円弱の損害賠償を認めました。患者本人の意向で行ったとはいえ，関わった多くの人々にとって後味の悪いものになってしまいました。

　このような状況に陥らないためには，生命維持治療の中止だけでなく，倫理的課題を含む事案について，医療機関として多職種が関わる決定のみならず，その記録法も含めたプロセスを組織固有の方針・手順書として定めておく（図⑦）ことが推奨されます。とはいえ，ルールを定めただけで，有効に活用されなければ，何ら機能しませんから，どのような場合にそのようなシステムを使い，方針決定を行うべきかも併せて定め，広く周知しておく必要もあります。

＊1　大阪地裁　平成17年1月28日

法律の定めのある場合（図Ⓐ）

　法律にも多くの種類があります。まず，刑法や民法等，医療以外の領域において，広く一般に適用される法律〔以下，一般法（図ⓑ）〕があります。他方，日本のみならず世界の多くの国で医療制度は法律の定めにしたがって提供されており，それを規律するための法律〔以下，医事法（図ⓐ）〕があります。わが国の医事法には，ひとつのまとまった法律があるわけではなく，たとえば，医師の資格やその権限も「医師法」によって定められ，病院の設置や運営については「医療法」で規定されています。医事法の領域は基本的に厚生労働省が所管し，その多くは医療に関係する者やその事業者にのみ適用されます。一般法と医事法は適用される場面や範囲が異なるため，フローチャートでは便宜的に両者を分けています。

● 医事法領域（図ⓐ）について

　まず，医事法の領域について解説していきます。基本的には，厚生労働省が所管する法律です。1～4章（p2～）が該当します。医師法がわかりやすいので，例として説明していきます。医師の資格については医師法に記載されています。しかし，他の人にはできない特別な資格を与えるからには，飴と鞭で，守らなければいけない義務も記載されています。そのような規定に対して，詳細はCase 9（p38），Case 11～18（p48～）の解説で触れていますが，監督官庁である厚生労働省が解釈の基準を示す場合（図①）があります。解釈が示されている場合には，それに従うことが求められます。それは，その基準に従って，所掌官庁の監督が行われ，従っていないと判断された場合には，資格の停止や取消等も含め，有資格者に対して不利な処分が行われる可能性があるからです。

　ここで，注意が必要なのは，時代によって，過去の解釈が変更されたり，今まで公的解釈がなかったものに，新たな解釈が加えられる場合がある点です。そのため，通知がアップデートされた場合は，自身の知識もアップデートしておく必要があります。多くの場合，通知が発せられたことにつ

フローチャートによるまとめ──法律，ガイドラインの有無によるパターン別対応　231

いては，厚生労働省のホームページ上の公表と並行して都道府県医師会や各種病院団体等に通知され，それらの直接通知を受けた主体が構成員に周知することが想定されていますので，所属団体からの「厚生労働大臣や，同局長，課長の通知がありました」というお知らせには，注意する必要があります。

　とはいえ，法律やその解釈が時代に追いついていない状況もあり，たとえば，医薬品のネット販売について一律に禁止すると規定した旧薬事法（現薬機法）の厚生労働省規則の是非が裁判で争われ，2013（平成25）年に最高裁判所は，すべての品目について一律に規則で禁止することは違法だと判断しました。このように，行政の規則や解釈が違法であると最高裁判所が判断した事案もありますが，そのような裁判所のお墨付きをもらうには多大な時間，労力と犠牲が必要です。そのため，日本社会では，多少の不満はあっても，監督官庁の解釈に従うというのが，医療界のみならず，法律に規制されている産業界の現状です。そうであっても，現状を変えるべく，自らの立場を主張し，争わなければならないときもあります。そのためには，規則や解釈の存在を知らずに，無防備にその規定に違反しても効果的に争えませんので，まず，それらの有無を知り，それに対する対応方法を検討する必要があります。

● 一般法について（図ⓑ）

　一般法の中にも解釈基準が示されているものと，そうでないものがあります。一般法の中で医療現場の実務に強い関連性があり，所掌官庁からガイドラインが発出されている法律の例（図③）としては，個人情報保護関連の法律があります。内閣府の機関である個人情報保護委員会が解釈権を持っています。本書ではCase 34（p150），Case 35（p153）で扱っています。私自身，個人情報関連の相談を受ける機会は多いですが，同法の医療・介護分野に関連して，大きく影響を与える種類の法律であることから，医事法領域ではありませんが，厚生労働省も個人情報保護委員会と連名で医療・介護領域に特化したかなり詳細なガイダンスおよびQ＆Aが出

されていますので，それを参照すればかなりの疑問を解決することができます。ただし，注意が必要なのは，個人情報保護の領域は，グローバルなプラットフォーマーの影響を強く受け，国際的な枠組みが目まぐるしく変化している点です。特にビッグデータとしての医療データは価値が高い反面，個人情報としての保護の必要性も高いことから，両者の板挟みで，今後も改正が繰り返されることが想定されています。それに合わせて頻繁な法改正が行われていますので，特にアンテナを高くしておく必要があります。

● 行政の解釈基準が示されていない法律について

誰が最終判断者か

　　次に行政機関から示された特別の解釈基準がない法律領域（図②，④）について考えていきます。数多の法律全体でみると，行政から特別な解釈基準が示されることはむしろ例外的であって，多くの法律がこの領域に入ってきます。そして，そのような場合に解釈基準を示すのは裁判所です。正確に言うと，行政が示した解釈も裁判で争うことができますので，法律の最終解釈権を示すことができる国家機関は，裁判所です。とはいえ，裁判所は，行政機関の裁量を認めていて，その解釈を基本的に尊重しますが，前述の医薬品のネット販売に対する厚生労働省の規制のように，違法と判断することもあります。

訴訟の終局について

　　併せて知っておきたいことは，医療に関連した紛争の内，裁判所の判決をもって終了するものは，ごくわずかだということです。訴訟外紛争の正確な数を知る術はありませんが，多くは訴訟になる前に話し合いにより解決されています。また，裁判になったものについては，最高裁判所が毎年司法統計として発表しています。約10年，年間800件くらいで推移していた新規医療訴訟は，ここ2，3年［執筆時の最新統計2023（令和5）年］で，コロナ禍の反動もあってか年間600件台まで漸減しています。終了した訴訟は約800件で，約6割が地裁あるいは高裁において和解で解決さ

れ，残りの4割のほとんどが判決で終了しています。当事者の双方が訴訟手続中の話し合いで妥協し，和解が成立すれば，より柔軟な内容の取り決めをして終了するということができます。しかし，判決は和解が成立せず，最後までこじれた事例です。判決の場合は法律に従って，杓子定規に判断せざるをえませんから，その結論も柔軟性がない極端な内容になりがちです。このような極端な事例に過度に振り回されないことが重要です。

裁判 (判決) の位置づけ

　裁判所が解釈を示す場合，あくまで事例の個別判断であって，行政機関がガイドラインを示すような一般論での基準は示しません。これが皆様ご存じの裁判例です。個々の症例と同様，まったく同じ事案というのは存在しませんから，それが他の事例でどの程度通用するのかは，事案の類似点や，相違点をふまえて判決を読む側が判断します。個人的には，前述のような，判決の特徴をふまえ，裁判例の結論は，「平均的ではなくかなりめずらしいが，知っておくと類似の事例に当たったときの参考になる」という点で，症例の一例報告のような位置づけというイメージをもっています。とはいえ，類似の事案がたくさん集積すれば，より一般化でき，傾向をつかみやすいものになっていきます。

裁判例における判断とその応用範囲

　日本の民事医療訴訟は，基本的に損害賠償請求を求める形式を取っています。損害賠償は，提供された医療において，期待された結果が得られなかっただけでなく，医療側に法的義務の違反があった場合のみ認められます。法的義務の判断基準については，後述します。

　裁判例の応用範囲について言及しておきます。まず，裁判例の結論のみを鵜呑みにすることには注意が必要です。冒頭で述べたように，裁判所の判断は，事案に基づく判断なので，背景事情が異なれば判断が異なる場合があるということです。そのため，結論に至った理由も併せて読んで理解する必要があります。また，最高裁判所の判例と，その他の高等裁判所，地方裁判所（合わせて「下級審」といいます）の裁判例ではまったく重みが異なります。同じ分野で最高裁判所の判例があれば，そちらが優先されま

す。最高裁の判決がなければ，高等裁判所，それもなければ地方裁判所ということになりますが，これらには後に出される判決への拘束力はありませんので，類似事案であっても異なる結論もありえます。

判例の結論のみが一人歩きしていないか

　個人的に多くの医療者が判例を正しく理解していないことで，いまだに医療現場に少なからず大きな影響を与えていると感じることの1つが，宗教的な理由で輸血を希望しない患者に手術中に輸血をした最高裁判所の判例[*2]です。この判例は，多くの医療者に，宗教的な理由で輸血を希望しない患者に手術中に輸血をしたために病院が敗訴した事案と理解されているようです。確かに，輸血した結果，敗訴したのはその通りです。しかし，当時その病院は，可能な限り，無輸血で手術を行うが，手術中に万が一，輸血以外に救命の方法がないと判断した場合には輸血を行う方針であり，実際に本件では，術前は無輸血で手術が可能と判断していたが，手術中に輸血が不可避の状態に陥ったため，輸血をしたという事案でした。裁判所が医療機関の責任を問うているのは，「あらかじめ，そのような病院の方針を説明し，患者にそのような方針であっても手術をするか否かを自ら選択，決定させるべきであったにもかかわらず，説明を怠ったため，患者が正しい同意をできなかった，すなわち適切なインフォームドコンセントが得られていなかった」という点です。輸血をしたことが問責されたというのとはかなりニュアンスが異なりますので，取るべき対応も異なります。正しく理解すれば，必要な対策を効果的に講じることができます。ちなみに，認められた損害賠償額は50万円でした。

[*2]　最高裁　平成12年2月29日

KEY WORD集

1章1	● 診療録記載義務
	● (カルテ) 開示請求　　　　2
	● 裁判
1章2	● 説明義務
	● インフォームドコンセント (IC)
	● 有害事象　　　　18
	● 合併症
2章1	● 診断書交付義務
	● 自ら診察　　　　26
	● 保険金詐欺
2章2	● 虚偽診断書等作成罪　　　　32
3章	● 正当な事由
	● 信頼関係喪失
	● 緊急性　　　　44
	● 迷惑行為
4章1	● 異状死届出義務
	● 検案　　　　60
	● 24時間
4章2	● 医療事故調査制度
	● 医療法
	● 医療事故調査・支援センター　　69
	● 死亡を予期
	● 医療の提供
5章1	● 損害賠償
	● 示談　　　　78
	● 交渉
5章2	● ガイドライン
	● 医療水準　　　　91
	● 添付文書
5章3	● 医療過誤
	● 責任
	● チーム医療
	● タスクシフト　　　96
	● タスクシェア
	● 医師の指示
5章4	● 誤嚥
	● 窒息
	● 転倒
	● 転落
	● 医療事故　　　109
	● アセスメント
	● 記録
	● 説明

6章1	● 意思決定支援
	● ACP
	● 人生会議
	● 人生最終段階　　　122
	● 終末期
	● 意思表示
6章2	● 医療過誤
	● 医療事故
	● 事故調査
	● クリニカルガバナンス　　　137
	● EBM
	● ガイドライン
7章1	● 個人情報保護法
	● 守秘義務
	● 匿名化
	● 第三者提供　　　148
	● 黙示の同意
	● 医療の提供に必要
7章2	● 無断録音
	● 無断撮影
	● 肖像権　　　166
	● 表現の自由
8章	● 虐待
	● 児童虐待
	● 障害者虐待
	● 高齢者虐待
	● ネグレクト
	● 児童相談所
	● 配偶者からの暴力　　178
	● ドメステイックバイオレンス (DV)
	● やむをえない措置
	● 一時保護
	● 親権停止
9章1	● パワーハラスメント (パワハラ)
	● 就業規則　　　194
	● 懲戒
9章2	● ハラスメント
	● セクシュアルハラスメント (セクハラ)
	● ペイシェントハラスメント　　204
	● カスタマーハラスメント (カスハラ)
	● モンスターペイシェント
9章3	● ハラスメント
	● マタニティーハラスメント (マタハラ)
	● パタニティーハラスメント (パタハラ)　　216
	● 育児休業

謝　辞

　石川県七尾市にある恵寿総合病院から病院の日常的な悩みに関する倫理研修の講師のご依頼を頂いたことがきっかけになり，月刊誌「病院」（医学書院）で『病院で発生する「悩み」の解きほぐし方』の連載につながり，さらにウェブサイトMedPeerでの連載「医療現場の法と倫理」につながり，臨床現場の法的，倫理的問題について執筆を続けて参りました。本書は，臨床現場で必要なときに手軽に手に取ってお使い頂くという実用性をコンセプトに，これらの連載をベースにした集大成です。

　おりしも，本書の執筆準備をしていた2024年元日に能登半島を地震と津波が襲ったにもかかわらず，同病院理事長の神野正博先生のリーダーシップのもと「災害でも医療を止めない！」と，非常に困難な状況下においてもそれを実践し続けていらっしゃる恵寿総合病院の皆様の高い倫理観に心打たれ，私も初めての単著である本書の執筆を続けることができました。神野正博先生には，本書のご推薦文までご執筆頂き，感謝の念に堪えません。

　また，初めての1年間という長期にわたる連載に対し，寄り添い適切なアドバイスをくださった月刊誌「病院」編集担当の鈴木佳子様，硬い内容を気軽に読める書籍にしたいという私の希望を具体化し，読者目線で多くの示唆をくださった日本医事新報社の横尾直享様にも大変なご支援を頂きました。心より御礼申し上げます。

　ご縁あって本書をお手に取ってくださった方々の日常診療の場に少しでもお役に立てば幸甚でございます。

越後純子

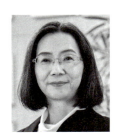

著者紹介

越後純子 *Junko Echigo*

渥美坂井法律事務所・外国法共同事業　パートナー

1993年　筑波大学医学専門学群（現 医学群医学類）卒業
　　　　筑波大学付属病院にて初期研修
1999年　筑波大学大学院医学研究科（形態系）修了，放射線診断専門医取得
　　　　日立製作所日立総合病院放射線科
2003年　つくばセントラル病院放射線科 部長
2007年　桐蔭横浜大学法科大学院（法務博士）卒業
2008年　最高裁判所新第63期司法修習生を経て弁護士資格を取得
2010年　金沢大学付属病院特任准教授，経営企画部　副部長（法務担当）
2015年　虎の門病院医療安全部医療安全対策室　室長・部長
2021年より現職

15年以上の臨床経験と，院内弁護士としての経験から，病院法務，医療安全，医療事故の予防，訴訟対応等，医療現場の現状に即したシームレスなリスクマネージメント視点からのリーガルサービスを提供している。共同編著として「医療事故の法律相談」（青林書林）がある。また，m3.com，MedPearなどのWEB媒体で医療者が知っておくべき法律の知識の普及啓発を行っている。

日常診療に潜む法的リスク
適用シーンから学ぶ
医療関連法

定価（本体3,600円＋税）
2025年3月21日　第1版

著　者　越後純子
発行者　梅澤俊彦
発行所　日本医事新報社　www.jmedj.co.jp
　　　　〒101-8718　東京都千代田区神田駿河台2-9
　　　　電話（販売）03-3292-1555　（編集）03-3292-1557
　　　　振替口座　00100-3-25171
印　刷　日経印刷株式会社

© Junko Echigo 2025 Printed in Japan
ISBN978-4-7849-0192-0 C3047 ¥3600E

本書の複製権・翻訳権・上映権・譲渡権・公衆送信権（送信可能化権を含む）は
（株）日本医事新報社が保有します。

JCOPY 〈（社）出版者著作権管理機構　委託出版物〉
本書の無断複写は著作権法上での例外を除き禁じられています。複写される場
合は，そのつど事前に，（社）出版者著作権管理機構（電話 03-5244-5088,
FAX 03-5244-5089，e-mail:info@jcopy.or.jp）の許諾を得てください。

電子版のご利用方法

巻末袋とじに記載されたシリアルナンバーを下記手順にしたがい登録することで，本書の電子版を利用することができます。

1 日本医事新報社Webサイトより会員登録（無料）をお願いいたします。

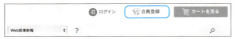

会員登録の手順は弊社Webサイトの
Web医事新報かんたん登録ガイドを
ご覧ください。

https://www.jmedj.co.jp/files/news/20191001_guide.pdf

（既に会員登録をしている方は **2** にお進みください）

2 ログインして「マイページ」に移動してください。

3 「未登録タイトル（SN登録）」をクリック。

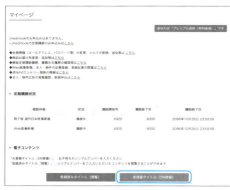

4 該当する書籍名を検索窓に入力し検索。

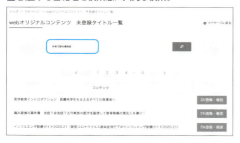

5 該当書籍名の右横にある「SN登録・確認」ボタンをクリック。

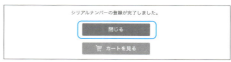

6 袋とじに記載されたシリアルナンバーを入力の上，送信。

7 「閉じる」ボタンをクリック。

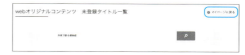

8 登録作業が完了し，**4** の検索画面に戻ります。

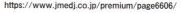

【該当書籍の閲覧画面への遷移方法】
① 上記画面右上の「マイページに戻る」をクリック
　➡ **3** の画面で「登録済みタイトル（閲覧）」を選択
　➡ 検索画面で書名検索➡該当書籍右横「閲覧する」
　ボタンをクリック
　または
② 「書籍連動電子版一覧・検索」*ページに移動して，
　書名検索で該当書籍を検索➡書影下の
　「電子版を読む」ボタンをクリック
　https://www.jmedj.co.jp/premium/page6606/

＊「電子コンテンツ」Topページの「電子版付きの書籍を
　購入・利用される方はコチラ」からも遷移できます。

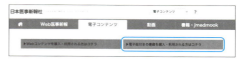